JN120039

シンプルケアで
健康肌を手に入れる

お肌の教科書

橋本 加代子
ここ肌クリニック 院長

ライフサイエンス出版

はじめに

敏感肌を自覚する人が増えています。

話を聞いてみると、お手入れが適切でないこと、睡眠、食事などのライフスタイルの偏り、ストレスがきっかけになっていることが多いことに気づきました。季節の変わり目に顔がかさかさ、ひりひり、赤くかゆくなる、にきびができるといった敏感肌は皮膚科で治療できますが、自分でできるケアもたくさんあります。

この本では、いくつかの敏感肌の例を示して肌トラブル時に自分でできること、敏感肌かなと思う前にできる基本的なスキンケア、予防と対策について第1章でお伝えします。

肌の保湿不足や紫外線ケア不足、肌の摩擦過剰はお肌にとっては外側からの肌ストレスとなります。毎日の洗顔での洗浄、保湿、紫外線ケアという基本のスキンケア方法を「外側からのスキンケア」として第2章でお伝えします。

食事や睡眠、それに関連する入浴やリラックス法などライフスタイルを見直し、体の内側から肌を整える方法を「内側からのスキンケア」として第3章でとり上げます。

そして、昔から「皮膚はこころの鏡」と言われるように、こころと肌のつながりは密接です。こころのケアを行うことで肌をケアすること、その反対に肌のケアからこころに働きかけることについて第４章でお伝えします。

本書のテーマは、体の外側からと内側から様々な肌ストレスケアを行うことでトラブルを避け、健康的な肌を作ること。

「肌が合わない」「肌で感じる」という言葉があるように、『肌』は『皮膚』より気持ちや考えなど内面とのつながりを持つ体の表面を表す言葉です。この本の中では、サイエンスとしての『皮膚』と心理社会的な『肌』という使い分けを行います。

ネットにあふれるスキンケア情報は様々。根拠のはっきりしない情報も氾濫しています。サイエンスの知識に沿った方法を身に着けて賢く情報をキャッチし、『健康肌』を手に入れましょう。

橋本加代子

Contents

第3章

Contents

第4章

第1章

敏感肌ってどんな肌？

国内外で敏感肌を自覚する人は
7割を超えると言われ、
グローバルな社会問題になっています。
そもそも敏感肌とはどのような
肌の状態なのでしょうか。
アンケートによると
体調の変化やストレス、紫外線、
花粉や季節の変化に敏感に反応して
肌トラブルになりやすい肌をさしています。
この章では、
よくみられる敏感肌の例を示し、
自分でできる対策についてお伝えします。

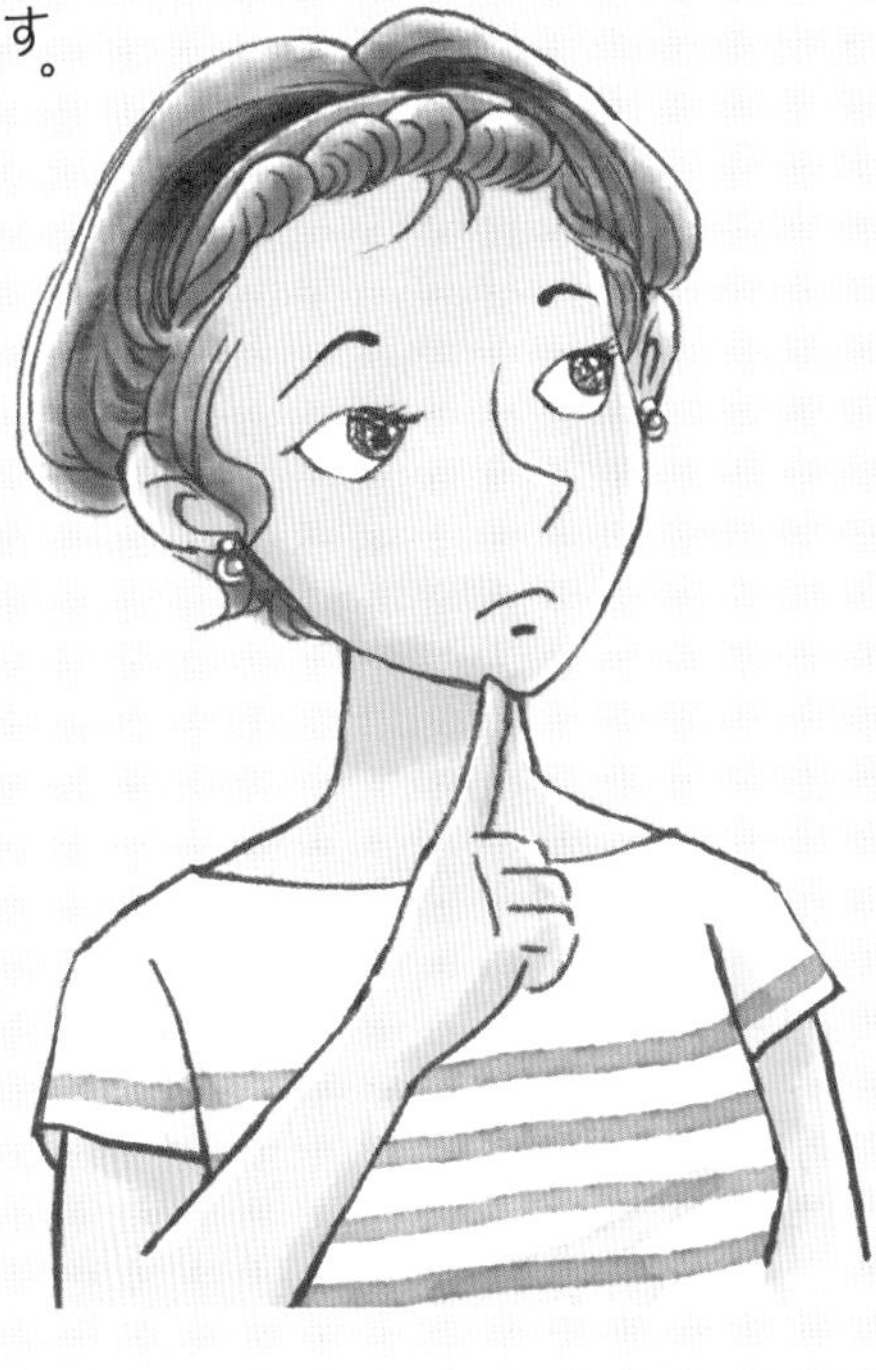

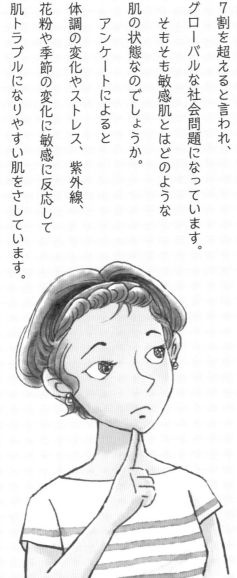

あなたは敏感肌ですか

1 敏感肌の正体

皮膚科クリニックには、皮膚疾患で悩む患者さんの他に、「敏感肌で困っている」と訴える患者さんも多く来られます。

じつは、皮膚科の教科書には〝敏感肌〟という言葉はありません。

敏感肌の定義は様々ですが、もともとは多くの人が不快に感じない化粧品などで肌にかゆみやピリピリといった刺激を感じることをさしています。

では、皆さんはどのような肌状態を敏感と感じているのでしょうか。

皮膚科クリニックを受診した女性（54名）にアンケートで答えてもらいました。

Q. あなたは敏感肌ですか？

はい・いいえ

Q. 敏感と思うのはどんな症状がある時ですか？（複数回答可）

かさつき・乾燥・カユミ・赤くなる・化粧品によるピリピリ等の刺激

ニキビ・湿疹・その他（自由記載）

Q. それは、どんな時になりやすいですか？（複数回答可）

紫外線・化粧品・生理・ストレス・温度差・摩擦などの刺激

季節の変わり目・睡眠不足・その他（自由記載）

図1 敏感肌と回答した方の自覚症状
（複数回答 n=127）

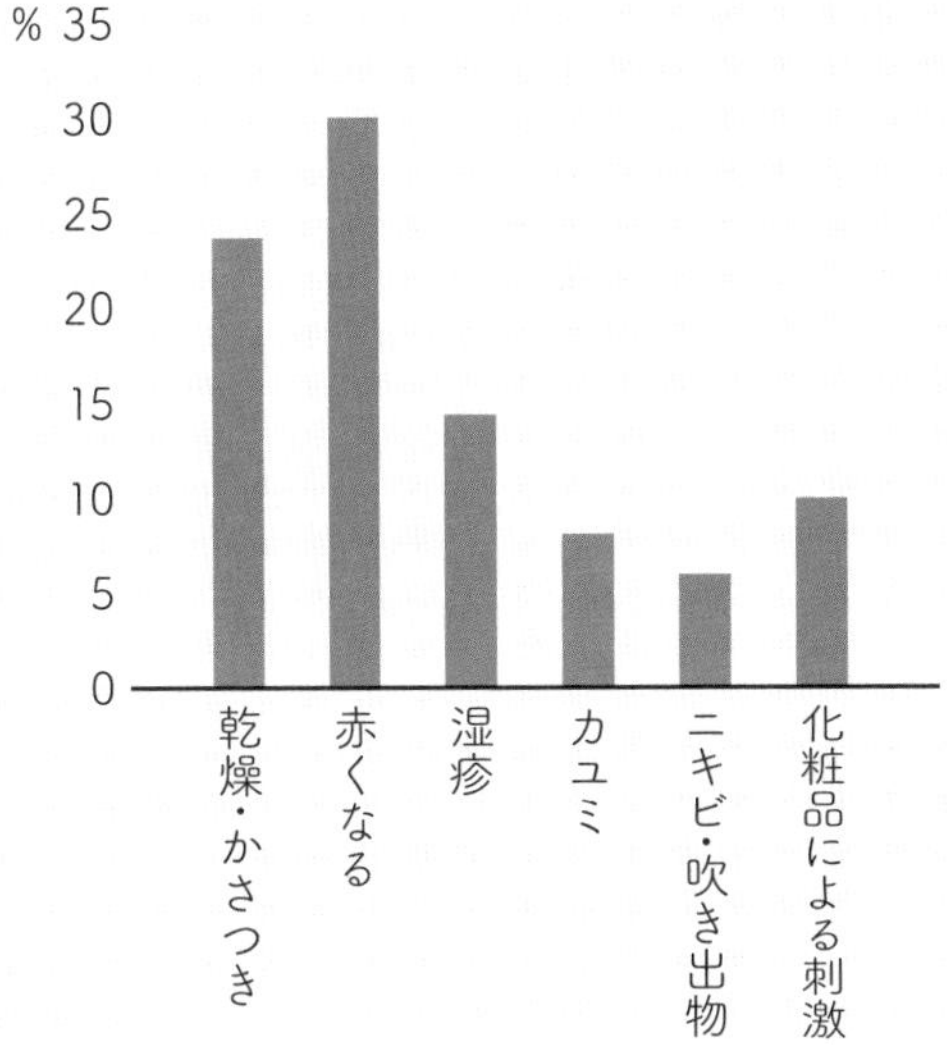

（橋本加代子他。敏感肌と皮膚科患者アンケート。FRAGRANCE JOURNAL 2016年9月号、P72-75. より）

アンケートの結果、54名中29名（53.7％）の方が、「自分の肌は敏感だ」と回答しました。その理由としては、乾燥・かさつき、赤くなる、湿疹、かゆみといった肌の乾燥や炎症の症状が多く、化粧品の刺激やにきびがあると敏感肌と感じていました（図1）。特にストレスを感じる時と季節の変わり目に多く、この中には皮膚科で治療できる症状も含まれていました。

2 敏感肌の特徴

敏感肌と訴える方の肌をみてみると、次のような特徴があります。

- **乾燥肌（ドライスキン）がベースにある**
- **原因は様々：**

  化粧品、花粉、シャンプー、衣類、ホコリなど日常よく肌に触れるものが刺激になる。
- **症状の程度は様々：**

  かさつきや乾燥程度から、治療が必要な強い症状まである。
- **一時的で不安定：**

  体調不良や生理前後、ストレス時、季節の変わり目などに出やすい。

敏感肌の特徴

- 乾燥肌（ドライスキン）がベースにある
- 皮膚に炎症がある

角質のバリア機能低下から、外からの様々な刺激
（ダニ、花粉、化粧品など）が
皮膚に入りやすくなっている状態

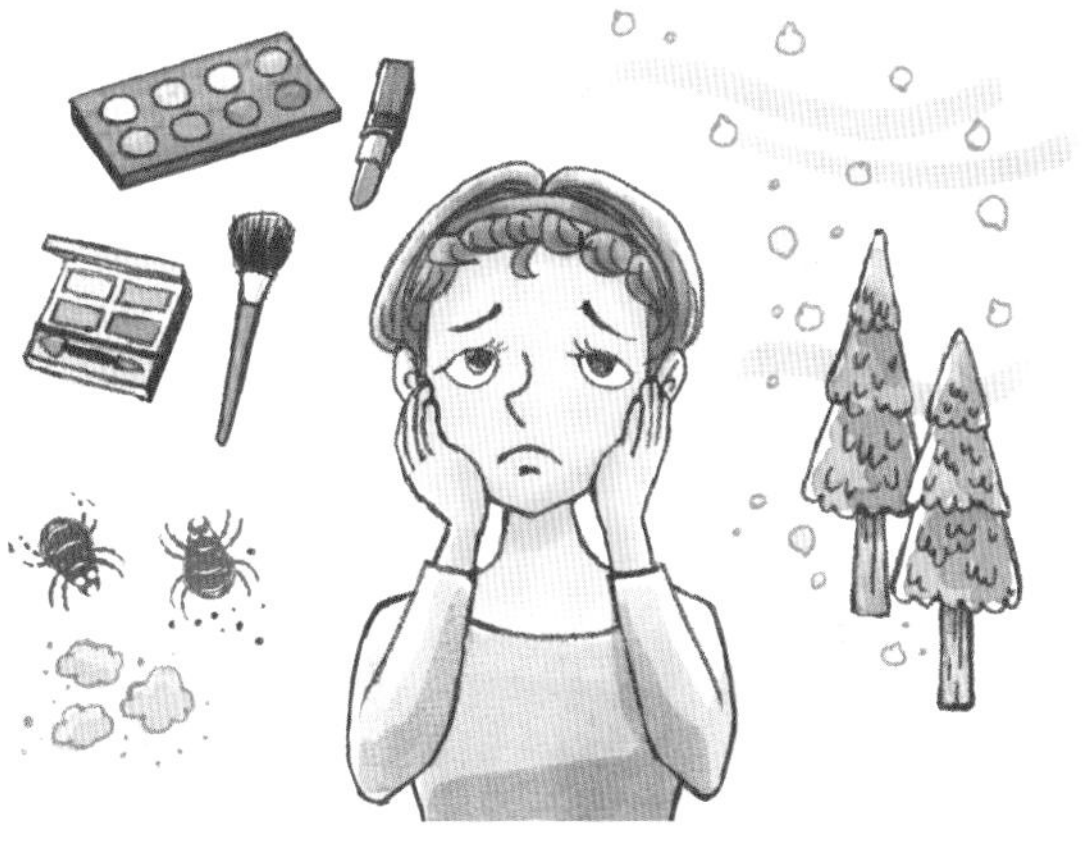

皮膚の保湿をしっかり行うことで
刺激への抵抗力を高めます

「敏感肌」とつながる皮膚疾患

アンケートと実際に皮膚の症状をみると、敏感肌は、いくつかに分けられ、にきび、アトピー性皮膚炎、脂漏性皮膚炎、接触皮膚炎（かぶれ）、花粉皮膚炎、日光皮膚炎、といったような皮膚科で治療できる症状やその軽い状態を敏感肌と感じている方が多くいました。

ここでは、主に顔や首の敏感肌と関連する症状のポイントと自分でできる対策について説明します。

1 にきび

特徴

にきびは、皮脂が過剰にたまると白にきびになり、その周囲にアクネ菌が繁殖することで赤にきびができます（図2）。

20代からできる「大人にきび」が最近増えていますが、思春期のにきびとはできる部位や経過が異なります（図3）。思春期にきびはホルモンの影響で皮脂量が急に増えて毛穴に皮脂がたまってできるもの。大人にきびも皮脂の排出がうまくいかないのは思春期にきびと同じです。毛穴の出口が固い角質でふさがれ、皮脂が毛穴からうまく排出できないことが原因の一つです。

思春期にきびはTゾーンや胸、背中にできやすいのに対して、大人にきびは顎周辺にでき、治

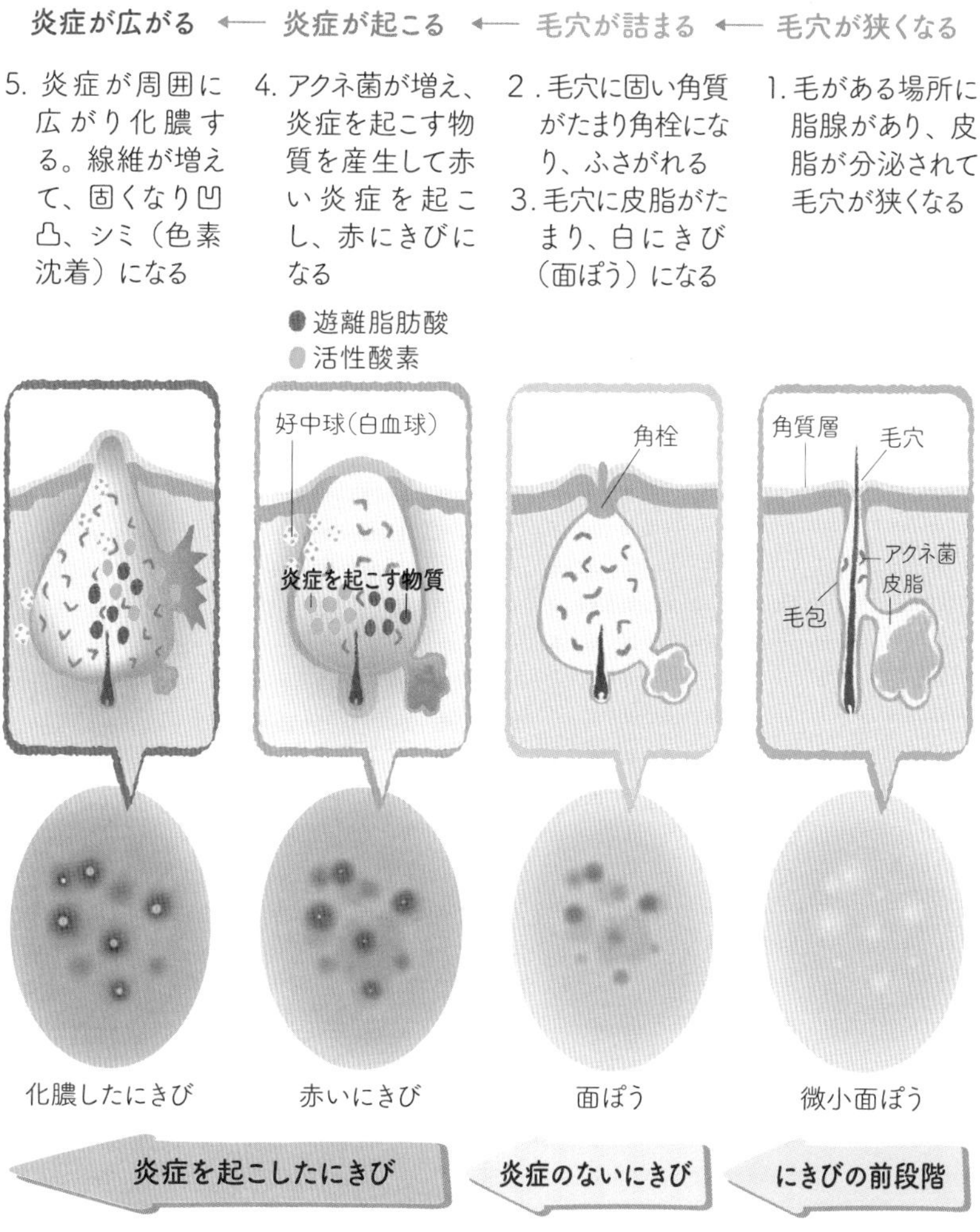

炎症が広がる
炎症が起こる
毛穴が詰まる
毛穴が狭くなる
5. 炎症が周囲に広がり化膿する。線維が増えて、固くなり凹凸、シミ（色素沈着）になる
4. アクネ菌が増え、炎症を起こす物質を産生して赤い炎症を起こし、赤にきびになる
2 . 毛穴に固い角質がたまり角栓になり、ふさがれる
3. 毛穴に皮脂がたまり、白にきび（面ぽう）になる
1. 毛がある場所に脂腺があり、皮脂が分泌されて毛穴が狭くなる
遊離脂肪酸
活性酸素
好中球(白血球)
炎症を起こす物質
角栓
角質層
毛穴
アクネ菌
皮脂
毛包
化膿したにきび
赤いにきび
面ぽう
微小面ぽう
炎症を起こしたにきび
炎症のないにきび
にきびの前段階

図2 にきびができる過程

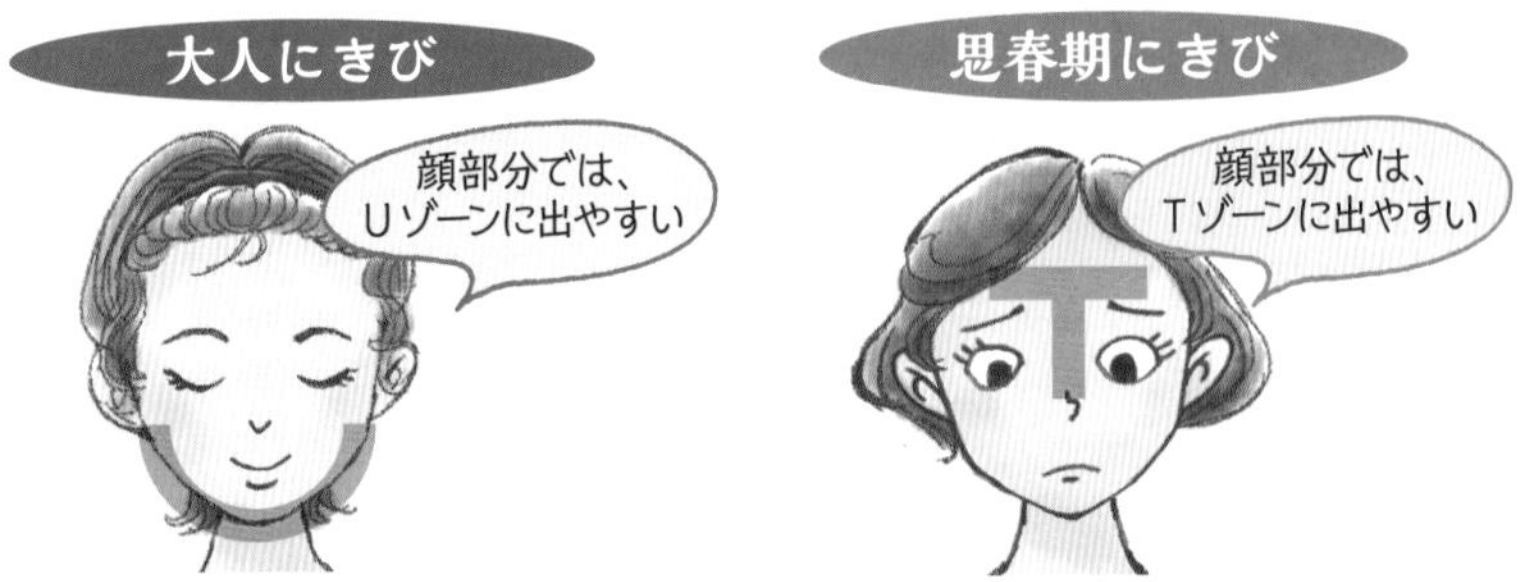
大人にきび
顔部分では、Uゾーンに出やすい
思春期にきび
顔部分では、Tゾーンに出やすい

	大人にきび	思春期にきび
特徴	Uゾーンに出やすい 乾燥肌にできやすい 炎症が長引き、凹凸や色素沈着、赤みなどにきび跡が残りやすい	Tゾーンに出やすい オイリー肌にできやすい
年齢	20歳以上	10代。特に10〜17歳
部位	顎、Uゾーン、口回り	Tゾーン、胸、背中周辺
原因	ストレス、睡眠不足、喫煙、飲酒、紫外線、生理周期などライフスタイルと関連	成長ホルモンの分泌量増加など

図3 大人にきびと思春期にきびの異なる点

りにくく長引き、赤みやシミ、凹凸などにきびの跡が残りやすいという特徴があります。

大人にきびは睡眠不足やストレスで悪化しがちなので、体調のバロメーターとも考えられています。

対策

●スキンケア

皮脂は日々分泌されるので、毎日、お手入れを行います。

洗顔では、余分な皮脂をしっかり洗い流すことが大切です。1日2回の洗顔を行い、生え際にクレンジング剤や洗顔料のすすぎ残しがないようにしましょう。すすぎ残しで細菌が増え毛穴が詰まると黒ずみのもとになります。

また洗顔時の摩擦に注意。摩擦で炎症が起きやすくなります。

市販のにきび予防化粧品には、皮脂を抑える働き、角質をはがす働き、炎症を抑える働き、アクネ菌殺菌作用のある成分が含まれているものがあります。中でも、サリチル酸はマイルドに角質をはがす働きと、殺菌、炎症を抑える働きがあり、クリニックで行うケミカルピーリングにも濃度を変えて用いられています。にきび予防化粧品は、刺激や肌との相性に注意して選びましょう。

毛穴の詰まりは皮脂と古い角質の混じったもので、普通の洗顔ではなかなかとれないかもしれません。毛穴が気になるようであれば、酵素洗顔料やピーリング化粧品を洗顔時にプラスすると、古い角質がはがれやすくなり、マイルドに毛穴の詰まりに働きかけます。

●ライフスタイルの見直し

大人にきびは、不規則な生活でできやすくなります。ストレス時に分泌されるホルモンは皮脂の分泌を増やし、また疲労やストレスで免疫が弱まると皮膚のアクネ菌が繁殖しやすくなります。睡眠、食事を含めてライフスタイルを見直してみましょう。スキンケアやライフスタイルを見直してもにきびが改善しない時は、皮膚科を受診しましょう。

皮膚科でのにきび治療

皮膚科の保険診療では、角質をはがす働きのある塗り薬を症状と肌質によって使い分けます。使い始めは、赤みやひりひりといった刺激が出やすいので、保湿をしっかり行った上で、最初はにきびにピンポイントのように小範囲から塗り始めるなどの工夫をすると刺激が少なくなります。

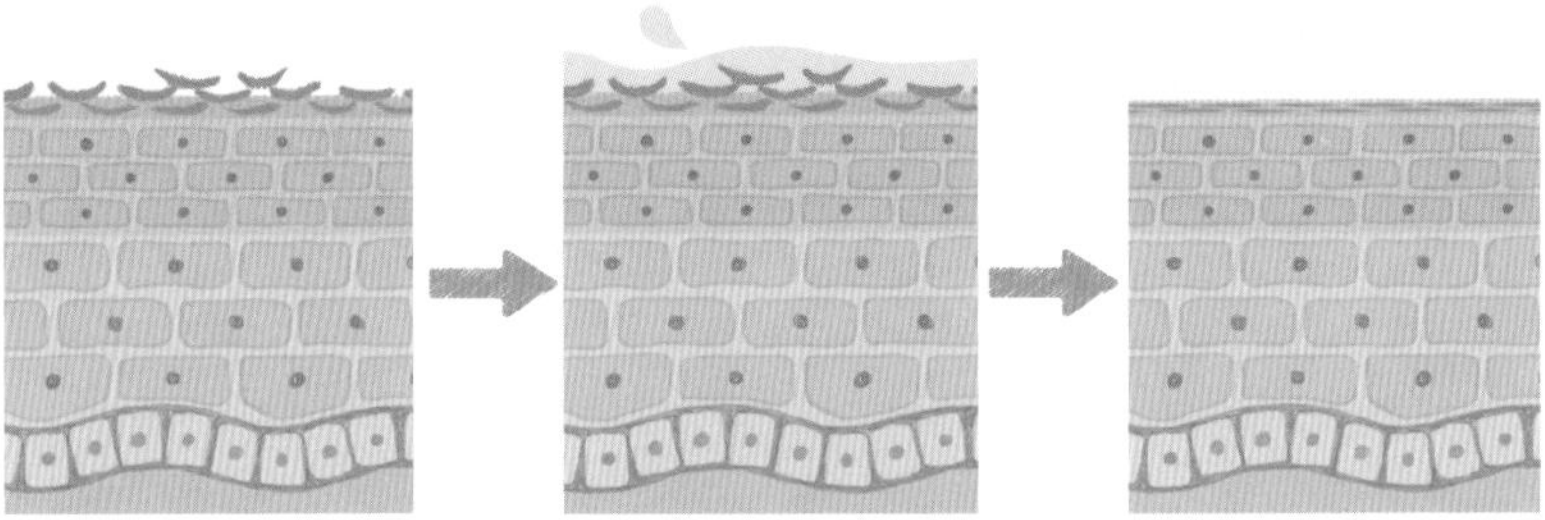

図4 ピーリングの効果

- にきびのあとの色素沈着や赤みを防ぐ
- 毛穴の開き、凹凸を防ぐ
- くすみ改善
- アンチエイジング：新しい皮膚細胞が増える

基本は角質をとる外用剤（塗り薬）で、炎症が強い場合は抗生剤を塗ったり、抗生剤の内服薬が追加されることもあります。

皮脂にアプローチするビタミン剤、生理周期の乱れに漢方薬などの内服薬が処方されることもあります。

また、保険適用外になりますが、グリコール酸やサリチル酸などを用いたケミカルピーリングの施術もガイドラインでは推奨されるようになり、かなりポピュラーな治療になってきています。

●ピーリング

厚くなった古い角質をピーリングでとり除くと肌の代謝、ターンオーバーが促され新しい細胞が生まれ肌が若返ります（**図4**）。たまっていたメラニンが押し出され、真皮のコラーゲンが増え、毛穴の角質にも働きかけるのでシミ、くすみが改善しハリが出て毛穴が目立た

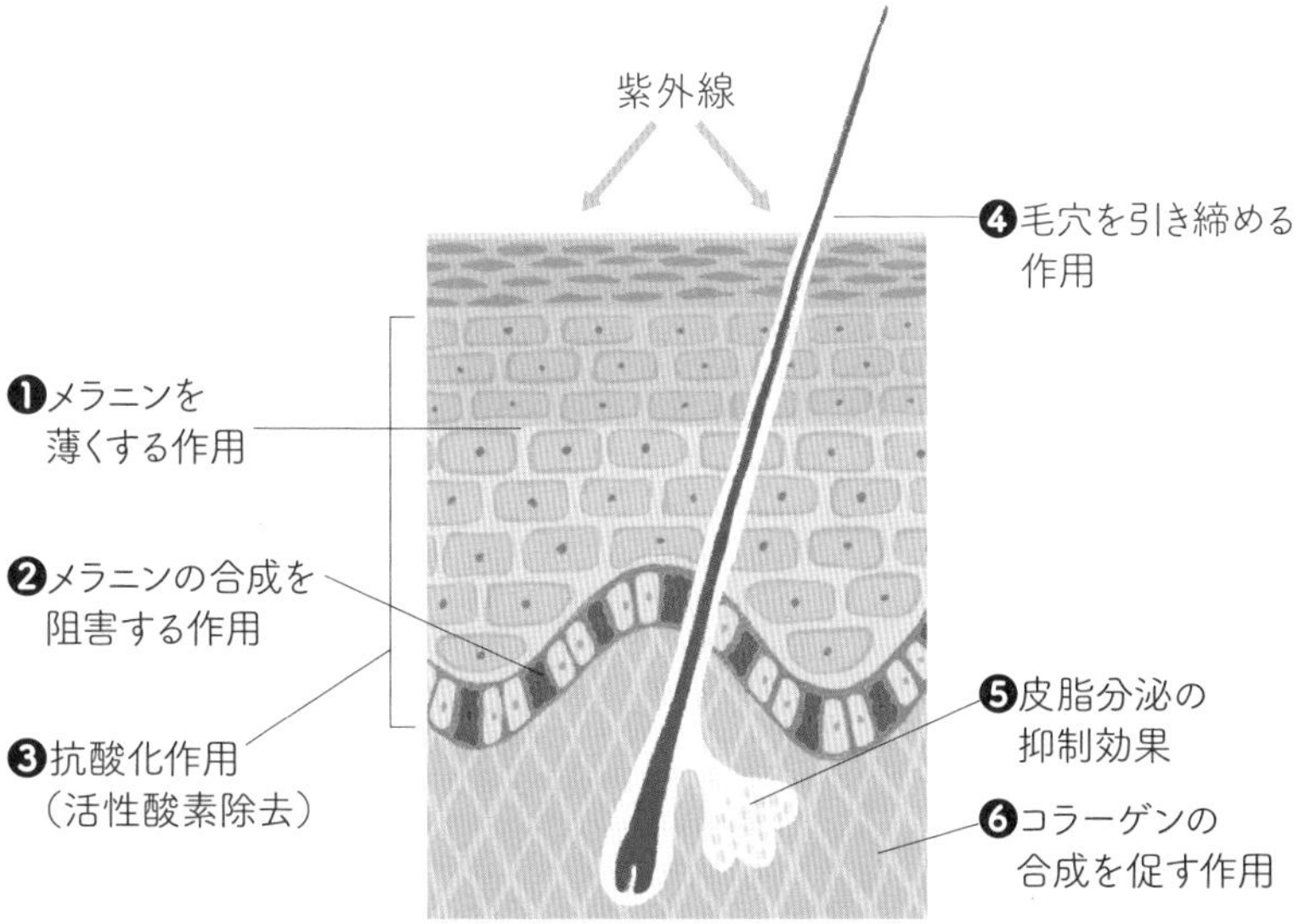

図5 ビタミンC誘導体の効果

- 美白作用：メラニンを抑え、シミを抑える
- 皮脂の分泌を整える：皮脂のテカリやにきびの赤みを防ぐ
- コラーゲンを増やす：にきびの凹凸、しわやたるみを防ぐ
- 毛穴を引き締める
- 活性酸素を防ぎ、にきびの赤みや肌老化を予防する

なくなります。さらに皮脂の分泌を抑えるのでテカリが目立たなくなり、その結果、皮脂の酸化で肌が赤くなることを防ぐといった働きがあり、にきび肌にはおすすめです。

酵素洗顔は古い角質をはがしやすくする働きがあり、マイルドに毛穴の詰まりをとり除くことができます。クリニックで行うケミカルピーリングはグルコール酸、サリチル酸などを用いて古い角質をとり除きます。古い角質がとれると皮膚はいろんなものを吸収しやすくなっているため美容成分の肌への浸透力が高くなります。そこでピーリングとビタミンC誘導体（図5）を合わせて用いると、にきびへの効果がアップします。

●ビタミンC誘導体

肌への浸透力を高めたビタミンC誘導体は、飲むビタミンCではなくて、化粧品として塗るタイプでより効果が期待できます。

ビタミンC誘導体は、メラニンを薄くする働きとメラニン合成をブロックする働きで美白作用があることはよく知られています。軽い皮脂分泌を抑える働きと活性酸素を除去して皮脂の酸化と皮膚炎の赤みを防ぐ働きもあるので、顔のテカリやにきび後のシミ、赤みが気になる方にすすめられます。また毛穴を引き締め、コラーゲンを増やす働きがあり、たるみ毛穴や開き毛穴が気になる方、にきび後の凹凸へのケアにも効果が期待できます。つまり、にきびをできにくくして、できてしまったにきびのあとのシミやくすみ、赤みを抑え、凹凸や赤みの修復を促します。

ビタミンCは肌への刺激が少ないので敏感肌の方にもとり入れやすいものです。毎日のお手入れアイテムにプラスしたり、イオン導入機器を用いるビタミンC誘導体のケアを2～4週間に1回程度行うと良いでしょう。

まとめ

毛穴が詰まり、
皮脂がたまる白にきび
アクネ菌感染で赤にきび

- 洗顔での摩擦とすすぎ残しに注意
- ピーリングとビタミンC誘導体でのケアは効果的
- 疲労やストレスがないかライフスタイルを見直す

2 アトピー性皮膚炎

特徴

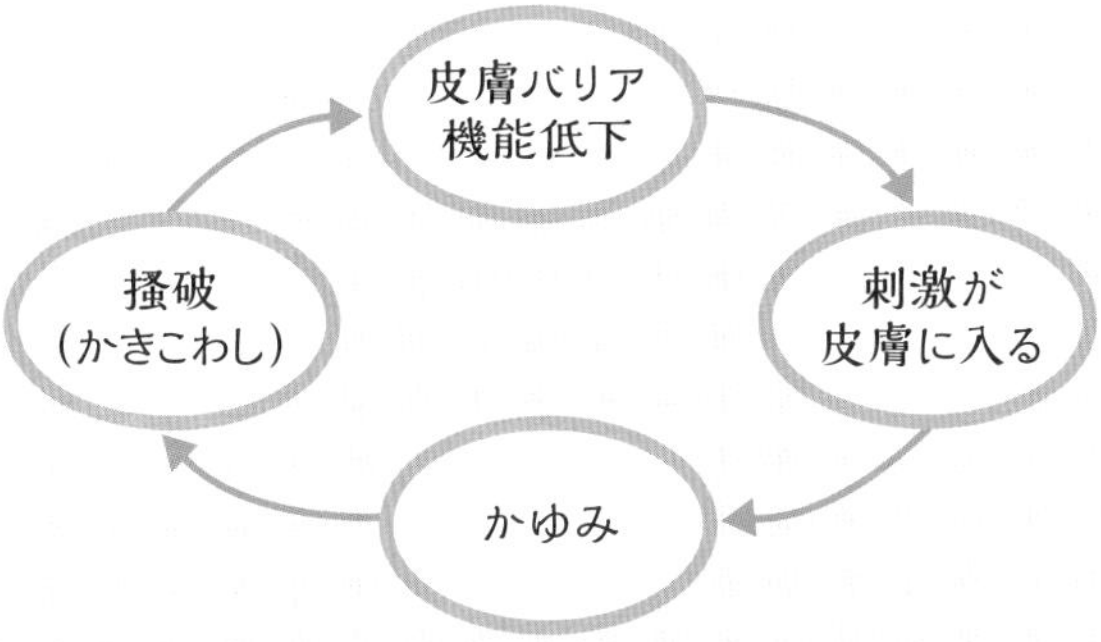

図6 アトピー性皮膚炎にみられる悪循環

乾燥肌があるとバリア機能が低下しているため、皮膚にいろいろな刺激が入りやすくなります。刺激が入ると皮膚の炎症が起こり、角質の水分がさらに減少してしまい、皮膚の炎症を強めてしまうという悪循環がみられ、どんどん悪化していきます。

アトピー性皮膚炎は、かゆみのある湿疹が良くなったり悪くなったりを長く繰り返します。食物アレルギー、金属アレルギー、アレルギー性鼻炎、喘息など他のアレルギー症状が出ることもあります。

アトピー性皮膚炎の患者さんは、皮膚バリア機能が十分でなく、体の外からの刺激やアレルゲンが皮膚の中に入り、皮膚の炎症、かゆみが起こります。ひっかくことでさらに皮膚バリア機能が下がり、かゆみを感じやすくなるという悪循環となります（**図6**）。

悪化させる要因には、次のものがあります。

- アレルゲン（ダニ、ハウスダスト、花粉、食事など）
- **物理的・科学的な刺激**（衣類の汚れ、こすれ、汗、かきこわし、洗顔料のすすぎ残しなど）
- **乾燥**（冬、室内環境、入浴の仕方など）
- **ライフスタイルの乱れ**

子供のころに湿疹があっても成長するにつれ湿疹は軽くなる人が多く、成人してからは、季節の変わり目やストレス時に一時的に顔や首、手に湿疹が出ることがあります。

対策

●**保湿スキンケア**

保湿を意識したスキンケアを行い、バリア機能を補うことで、いろいろな刺激が皮膚に入るのを防ぎ、皮膚炎の悪循環の流れをブロックします。

●**薬**

炎症がある時は、かゆみや炎症を抑えるための塗り薬や必要に応じて抗アレルギー剤の内服薬を用います。

●**生活環境の見直し**

症状がひどくなるきっかけは人によって違うので、生活環境を見直して悪化する原因をみつけます。汗や乾燥、ひっかくこと、ダニやホコリ、ペット、花粉、ストレス、発汗、睡眠不足などを見直してみましょう。その他に室内の温度や湿度を整えることも大切です。

まとめ

- 皮膚バリア機能低下
- アレルギーの素因

↓

- 保湿スキンケア
- 炎症を抑える塗り薬や内服薬
- 原因となる刺激を避ける

3 脂漏性皮膚炎（しろうせいひふえん）

特徴

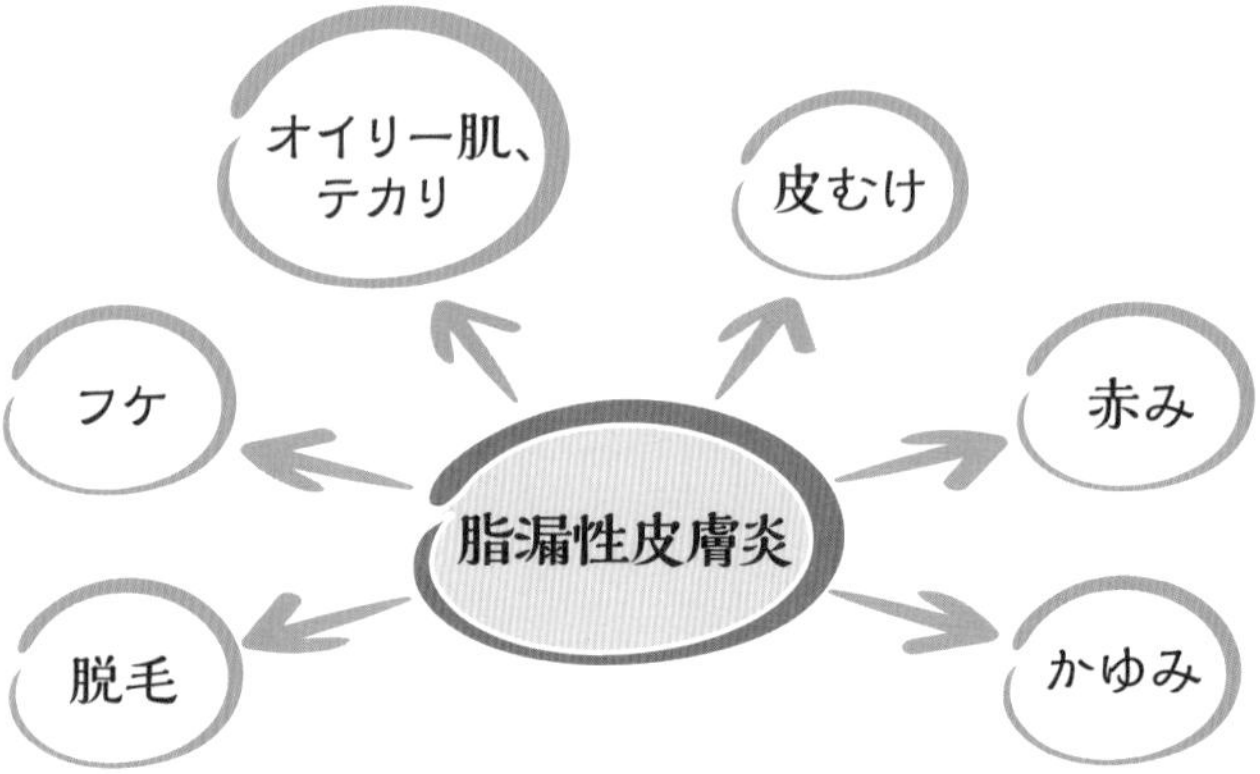

頭のフケが気になり、たまにかゆくなる、鼻や口の周りの皮がむける、かさつく、化粧水が染みるといった症状は脂漏性皮膚炎によくみられる症状で、軽い場合は、乾燥肌やフケ症と思われることもあります。

頭やTゾーン（眉毛、鼻）、耳の後ろ、ワキ、胸など皮脂腺の多い場所（図7）にできる赤み、かゆみ、皮むけが主な症状で、オイリー肌やにきび、毛穴が目立つことがあります。

頭のにおいが気になったり、頭がべたついて感じることもあります。春や秋など季節の変わり目に症状が出やすく、ひどくなると毛が抜けることもあるといった特徴があります。

皮膚表面に常在するカビの一種である真菌「マラセチア」が皮脂を分解して脂肪酸ができ、皮膚炎を起こします。

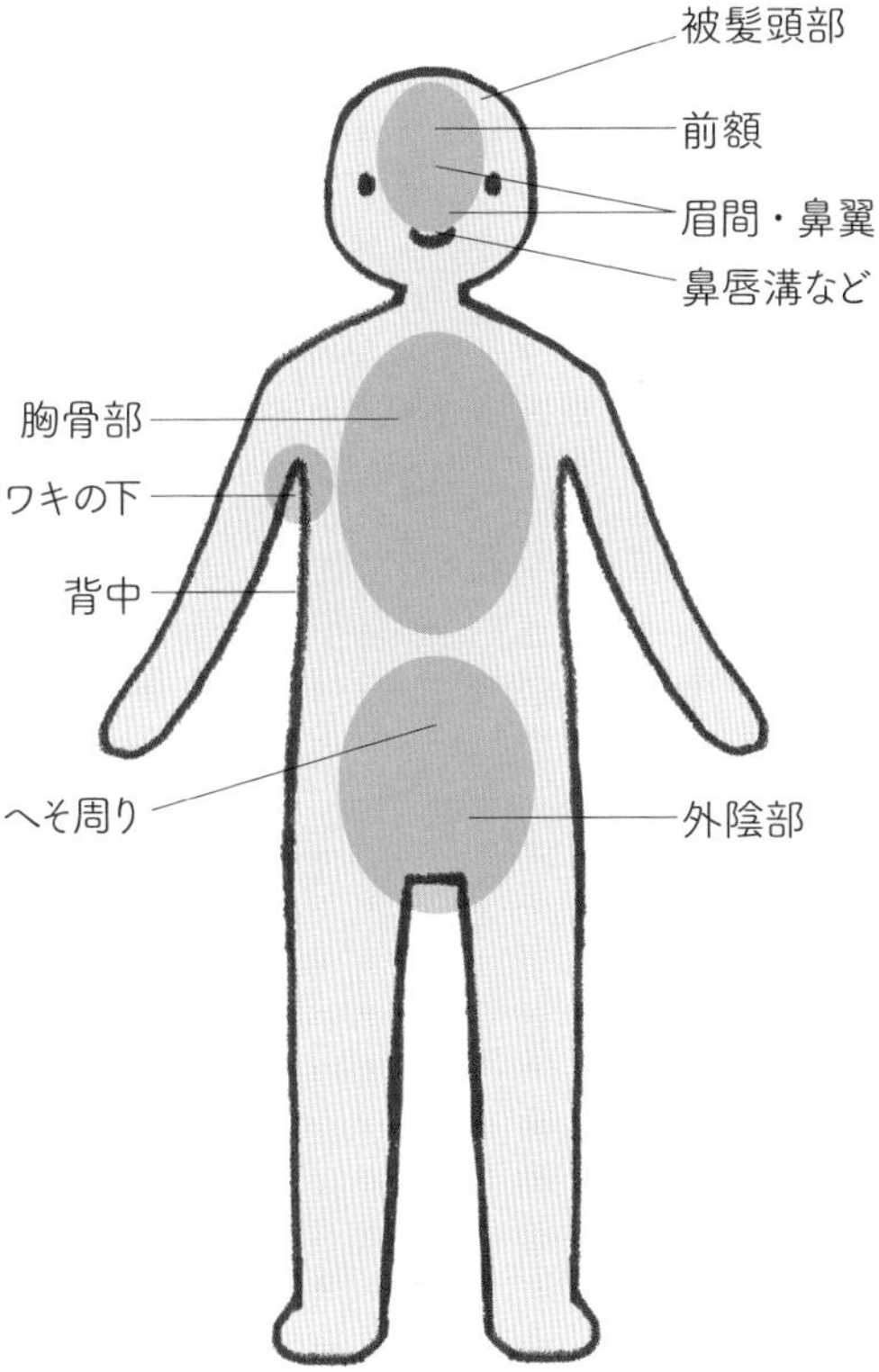

図7 脂漏部位

体の中央部分は皮脂が多く、頭皮、Tゾーン、胸、背中、ワキの下なども皮脂腺が多く、「脂漏部位」と呼ばれます。脂漏部位はべたつきやにきび、毛穴の黒ずみができやすい場所でもあります。

対策

●適切なスキンケアを行う

皮膚には、夜寝ている間に皮脂が浮いて汗やホコリがついています。朝、晩の1日2回、洗顔料を用いて過剰な皮脂や汚れをしっかり洗い流しマラセチアの増殖を防ぎます。洗顔後は、保湿をしっかり行い皮膚のバリア機能を回復させます。またUVケアを行い、紫外線による皮脂の酸化、炎症を防ぐことも皮膚の赤みを抑えるために大切です。皮膚の炎症でターンオーバーが活発になり角質がはがれる状態を、皮膚の乾燥だと思っている方もたくさんいます。オイリー肌がベースにあり、皮膚の炎症による赤みがないか確認してみましょう。

●生活リズムを整える

脂漏性皮膚炎は体調不良のサインで「肌の生活習慣病」とも言われています。ストレス、寝不足、疲労、ホルモンバランスの乱れがないかチェックして、食事や睡眠などのライフスタイルを見直します。食事では皮脂をコントロールする働きのあるビタミンB群（豚肉、牛乳、レバー、ほうれん草など）をとり入れるなど、バランスの良さを心がけましょう。

●症状が落ち着かない時は皮膚科を受診する

皮膚科での治療は、炎症を抑えるステロイド外用剤と真菌を抑える抗真菌剤の外用剤を組み合わせて行います。また、ビタミンB群の内服が追加されることもあります。

まとめ

- フケ
- 脂漏部位の赤み、皮むけ

↓

- 適切なスキンケア
  （洗浄、保湿、UVケア）
- 生活リズムを整える
  寝不足、疲労がないか見直す

4 接触皮膚炎（かぶれ）

特　徴

原因となるものが触れる場所にアレルギー反応や刺激で皮膚炎が起こり（図8）、かゆみ、赤み、ほてり、ぶつぶつ、水ぶくれなどがみられます。

長時間続くと表面ががさがさ、ごわごわして、色素沈着が起こることもあります。

植物や金属、湿布、装飾品、化粧品など身の周りにあるものが原因となり、シャンプーやリンス、毛染めでは頭よりも首や胸に症状が出ることもあります。

アイシャドーによる瞼の腫れたような赤みや口紅による口唇の赤みはよくみられる症状です。化粧品等日常使うものは長い時間をかけて刺激になり、原因がわかりにくいこともありますが、まずは、そういった日用品による刺激がないか見直してみましょう。

●実は、金属アレルギーかも

アクセサリーや歯科金属の他に革製品やアイシャドー、マスカラ、ファンデーションなどの化粧品の中にも様々な金属が含まれています。その金属が汗などで溶け出し、イオン化してアレルギー反応を起こします。

色味を整える色素の中にはニッケル、コバルト、クロムなどの酸化鉄が含まれ、それらはアレルギー

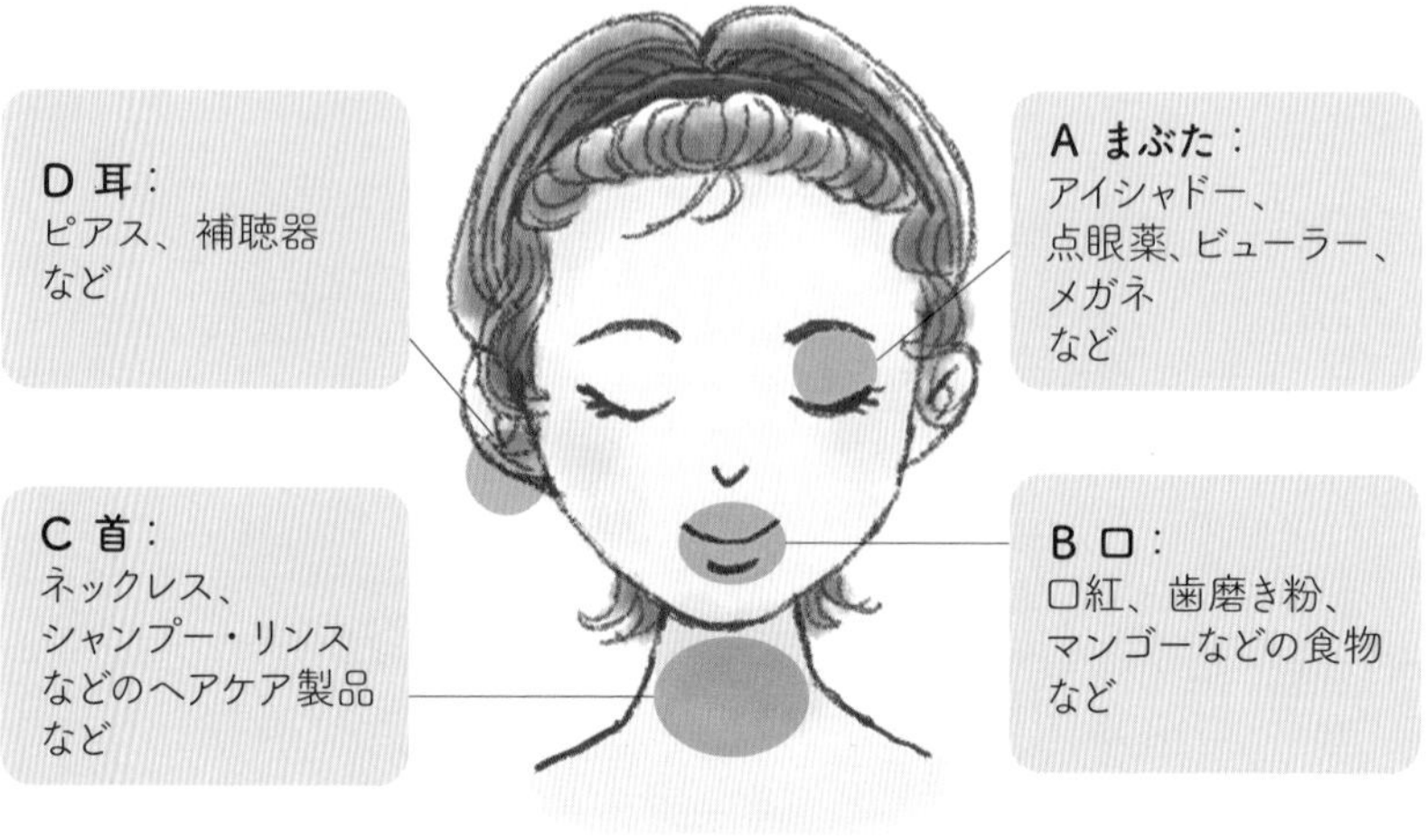

図8 かぶれやすい部位

を起こしやすい金属です。なお、チタンはイオン化しないのでアレルギーを起こしにくい金属です。

対策

●肌との接触を避ける

原因と思われる物質との接触を避けて、直接身に着けないことが、まずは大切です。

アレルギー反応で症状が出た時は、一度かぶれると繰り返します。うっかり、肌に触れてしまわないよう注意しましょう。

●症状が強く、繰り返す時、原因がはっきりしない時は皮膚科を受診

皮膚科では、症状によって、炎症を抑える外用剤や抗アレルギー剤の内服が組み合わされて治療が行われます。原因がよくわからない時は、パッチテストを行う時もあります。

●パッチテスト

原因になるアレルゲン（どんなもので刺激になる

か）は、パッチテスト（次ページのコラム参照）で調べることができます。金属アレルギーの場合はパッチテストで陽性になった金属を含まない製品や、チタンなどアレルギーを起こしにくい製品を身に着けます。

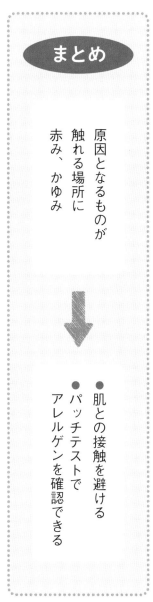

まとめ

原因となるものが
触れる場所に
赤み、かゆみ

↓

● 肌との接触を避ける
● パッチテストで
　アレルゲンを確認できる

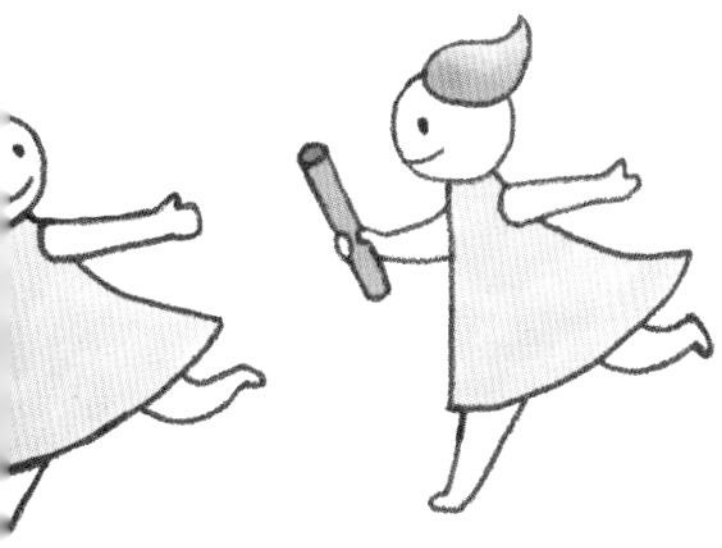

Column

パッチテスト

かぶれの原因を調べる検査です。かぶれを起こしていると疑われる製品（化粧品、石鹸、植物など）や金属試薬をのせた絆創膏（パッチテスター）を腕や背中に2日間貼ります。貼って2日目に絆創膏をはがして赤み、かゆみ等の皮膚の変化を観察します。貼った日から2日目、3日目に判断します。

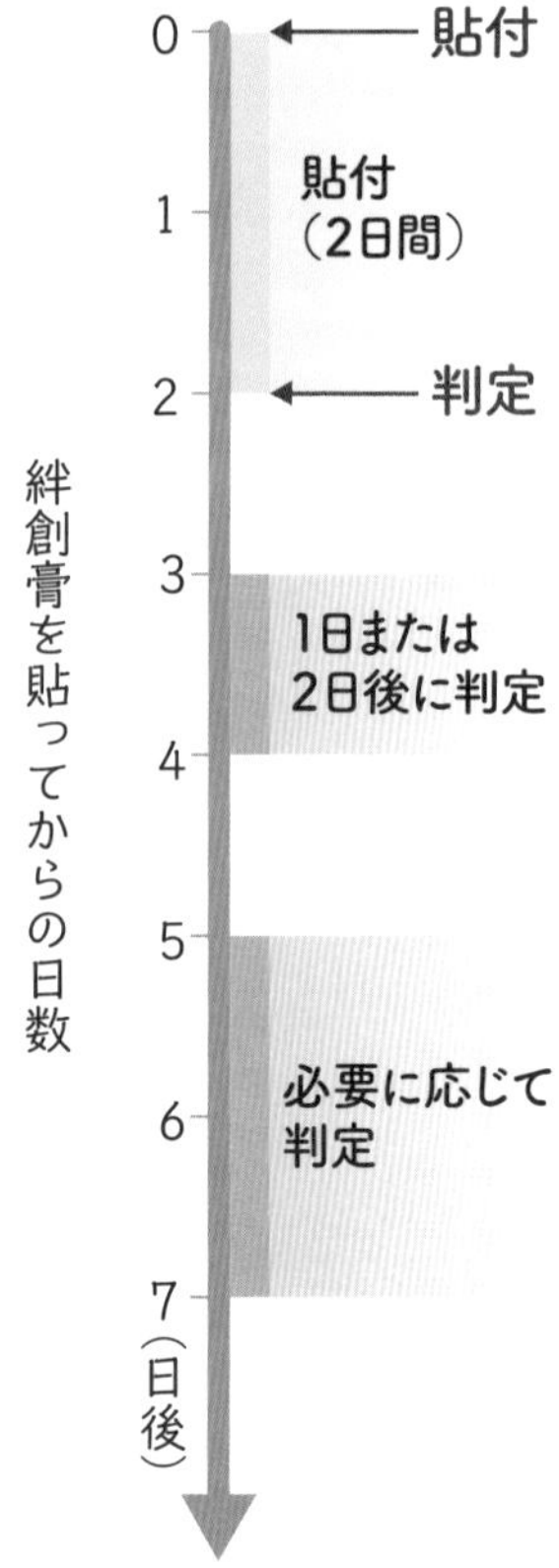

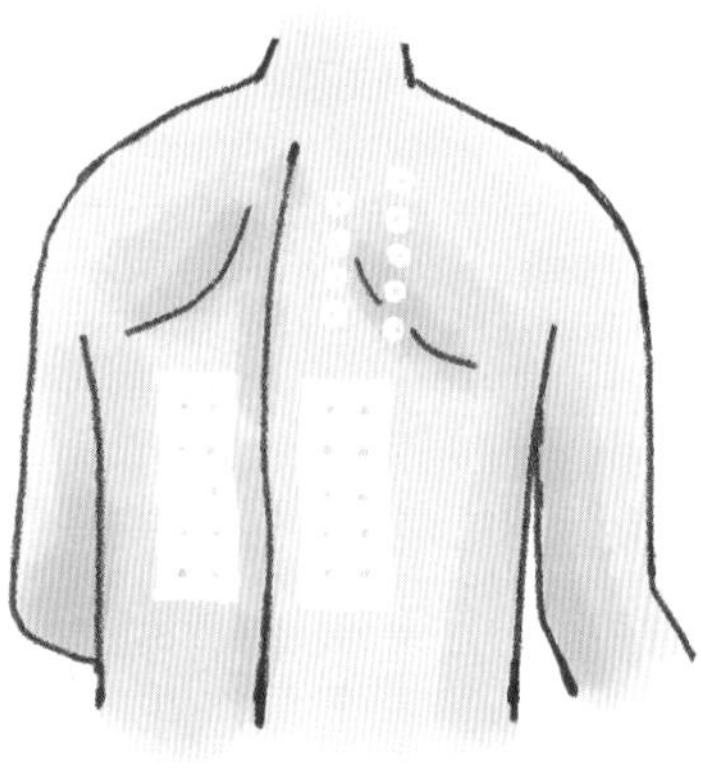

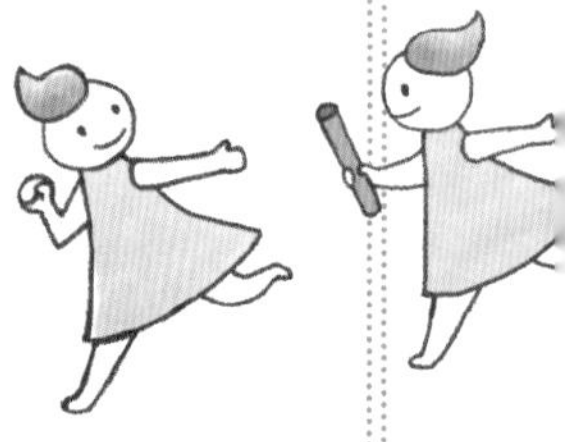

5 花粉皮膚炎

特　徴

「そういえば花粉症の時期は肌荒れしやすいな」

そんな方は、花粉皮膚炎かもしれません。

花粉症というと目のかゆみ、鼻水、くしゃみがよく知られた症状ですが、最近では肌にも症状が出ることが注目されています。春のスギ花粉、夏のイネ科、秋のブタクサ花粉と1年中何らかの花粉が飛散していますが、やはり、スギ花粉の時期に花粉皮膚炎は多くみられます。

花粉症としてよく知られる症状の他に、花粉が皮膚につきやすい顔や首が赤くかゆくなり、ピリピリ、かさかさ、化粧水などの化粧品が染みるといった症状がみられます。特に皮膚が薄くて乾燥しやすい目の周りは、かゆみから目を手で触る刺激で腫れたように強く症状が出やすい場所。

花粉症の症状がなく、皮膚だけに症状が出る場合も多く、花粉の刺激に気づかないで過ごしている方もおられます。乾燥肌やアトピー性皮膚炎の方は花粉症の時期に症状がひどくなる方も多く、花粉の影響も考えてみましょう。

これらの症状は、皮膚から侵入しようとする花粉を異物ととらえ、追い出そうとする免疫が過剰になるアレルギー反応によるもので、花粉粒子によるかぶれです。

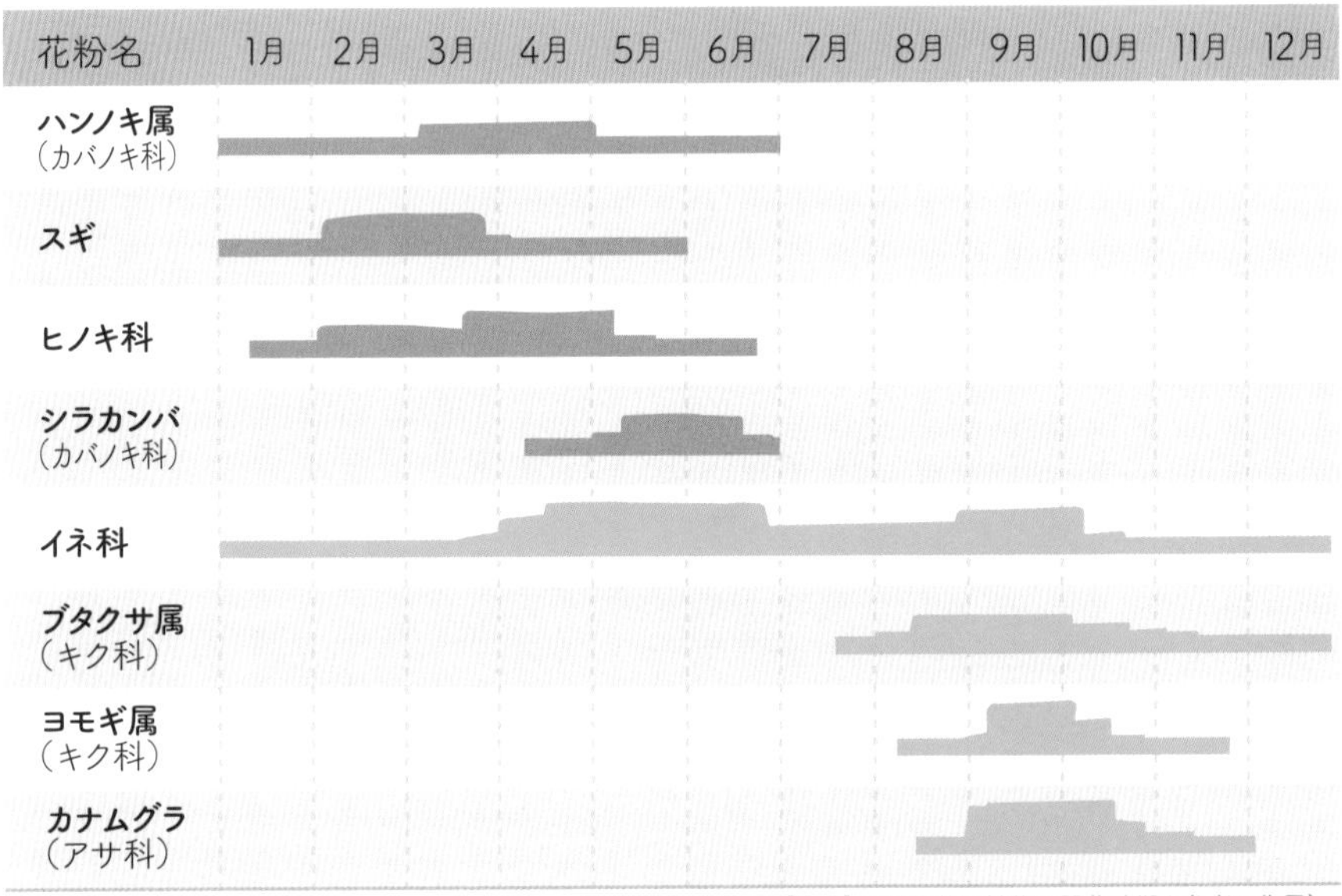

（日本《本州》の平均的な植物の開花時期を参考に作図）

花粉が皮膚表面につくと角層バリア機能が低下し、さらに花粉が皮膚に入りやすくなり悪化していきます。

対策

●花粉と肌との接触を減らす工夫をする

外出時、帽子、マスク、メガネを用いる、首を隠す、服でガードするなどで花粉が肌に付着するのを防ぎます。外出時は家に入る前に花粉をはらう、顔や手を洗う、うがいをするなどして花粉を家に持ち込まないようにします。

室内では空気清浄機で花粉をとり除く、洗濯物は部屋干しする、換気と掃除を適宜行うなどの工夫で室内の花粉を減らします。

●正しいスキンケアで肌のバリア機能を保つ

化粧水など化粧品が染みる時は、角質バリア機能が低下しているので、刺激になる化粧品は、染みるなどの刺激がなくなるまでスキップしても大丈夫。そして肌の摩擦や刺激を減らし、保湿を心がけ皮膚バリア機能を正常に保ちます。赤み、かゆみが改善しない時は皮膚科を受診してみましょう。皮膚科では、炎症を抑える塗り薬の処方が一般的です。

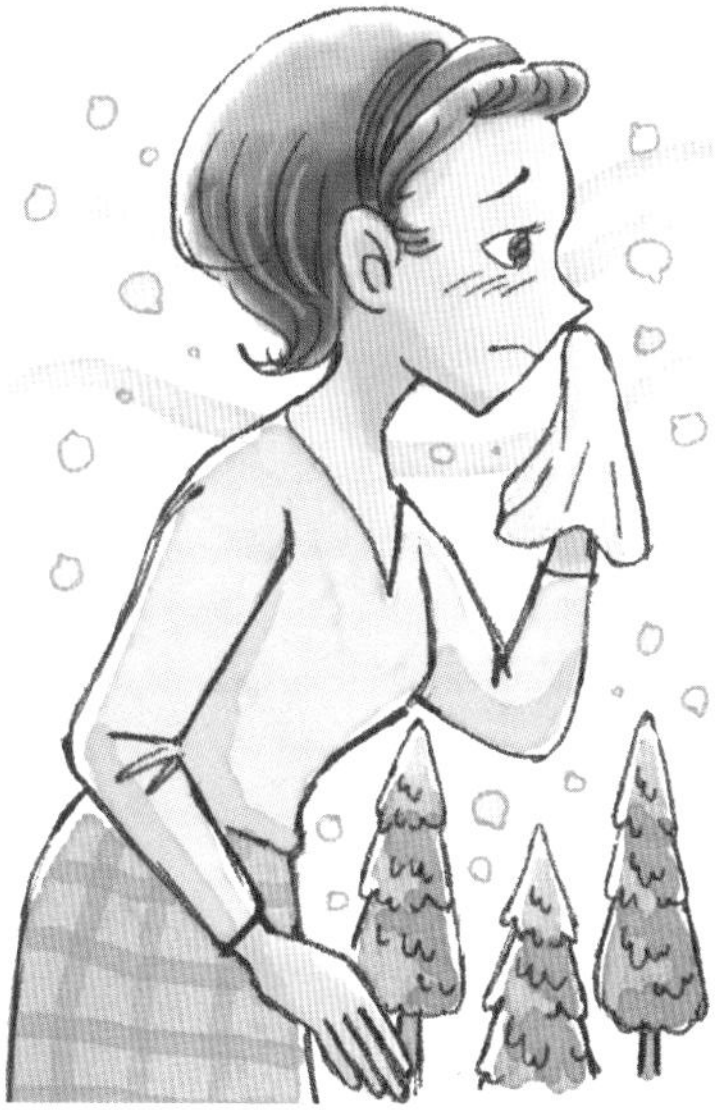

まとめ

- 顔や首のかゆみ、赤み
- 瞼や目の周りは赤く腫れやすい

↓

- 花粉と肌の接触を減らす
- マスク、メガネ、服で肌をガード
- 換気と掃除をこまめにする
- 保湿スキンケアを行う

6 日光皮膚炎

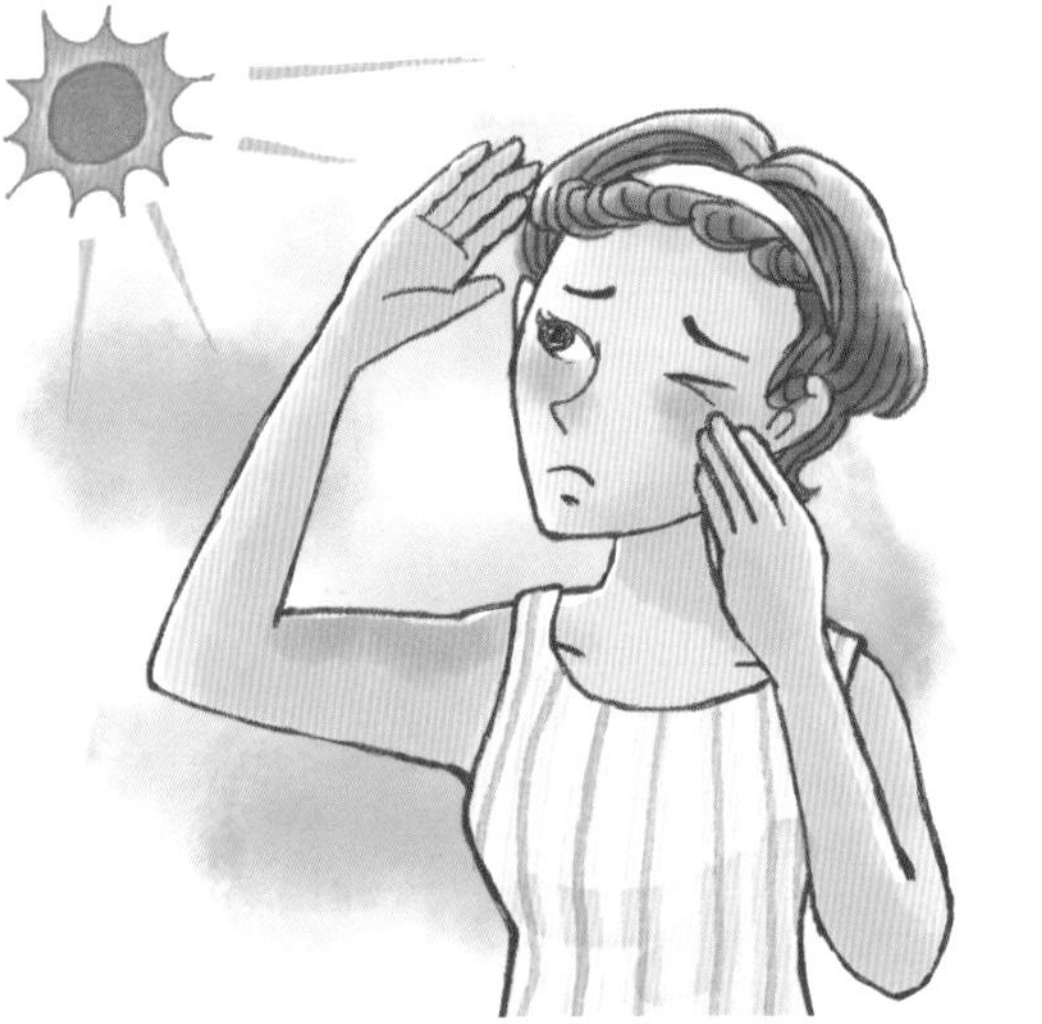

特徴

海やプール、キャンプと楽しく遊んだあとに肌が赤くひりひりした、そんな経験はありませんか。頬や首、手の甲など強い紫外線に長い時間当たった場所に炎症が起こり、赤み、かゆみ、痛みがみられます。紫外線は5月から8月、正午前後に強さのピークがあります。その時期には紫外線による肌トラブルも増えます。

通常は数日で肌が黒くなる色素沈着と肌荒れを起こして落ち着いてきますが、日焼けのあとの色素沈着はシミにつながり肌老化を促してしまいます。

広い範囲で起こると頭痛や吐き気、発熱など熱射病のような症状になることもあります。普通程度の紫外線に当たっても、通常の日焼けとは異なって水ぶくれや蕁麻疹など強い皮膚トラブルが起こる場合は、紫外線に過敏になっています。

対策

赤くなりひりひりした場合、まずは流水や保冷剤をまいたタオルなどでひりひりする場所を冷やしてみましょう。かゆみが収まらない時や水ぶくれができるなど症状が強い時は皮膚科を早めに受診しましょう。炎症を抑えるステロイド外用剤、抗アレルギー剤服用、症状が強い時はステロイド薬の服用などで経過をみます。

予防としては、紫外線を避けることが大切で、UVクリーム、日傘、上着、スカーフなどを重ねて用い紫外線から肌を守ります。特に長袖や長ズボン着用時は、水やスポーツドリンクで水分を補給して脱水にならないように注意してください。

まとめ

- 紫外線が当たった場所に赤み、ひりひり
- 水ぶくれ、発熱、頭痛などひどくなることもある
- 数日で色素沈着と肌荒れになる

↓

- 冷やす：流水や保冷剤をまいたタオルで冷却
- 予防：紫外線が肌に直接当たらないようにUVクリームや衣類で肌を守る
- 脱水に注意
- 症状がひどい時は皮膚科受診

皮膚の作りを知っておこう

1 皮膚は3層からできている

皮膚は、体の表面から、**表皮**（表面の**角質層**も入る）、**真皮**《しんぴ》、**皮下組織**の3層の作りになっています（**図9**）。

表皮は、厚さが0・2ｍｍという薄い膜で、表面は角質層。外からの様々な刺激が体内に入らないようにする働きと体の水分が蒸散するのを防ぐ働きで体を保護します。

表皮の下に真皮があり、真皮には、血管、神経、皮脂腺、汗腺、肌のハリのもとになるコラーゲン、エラスチンなどが含まれます。皮下組織は真皮の下にあり脂肪を蓄え、体のクッションのような働きをします。表皮と真皮を合わせてもわずか2ｍｍの薄い膜です。

3つの層に分かれています

表皮
（約 0.2mm）
目に見える一番外側の部分で、保護壁として外界の様々な刺激から体を守ります。

真皮
（約 1.8mm）
表皮の下にあります。**皮膚のハリと弾力を保つ中心的な部分**で、ここには皮脂腺や汗腺をはじめとする重要な器官が集まっています。

皮下組織
真皮の下にあり、皮膚とその下にある筋肉・骨との間にある部分です。脂肪を作り蓄える働きがあり、**体全体のクッションのような役割**をします。血管などもここにあります。

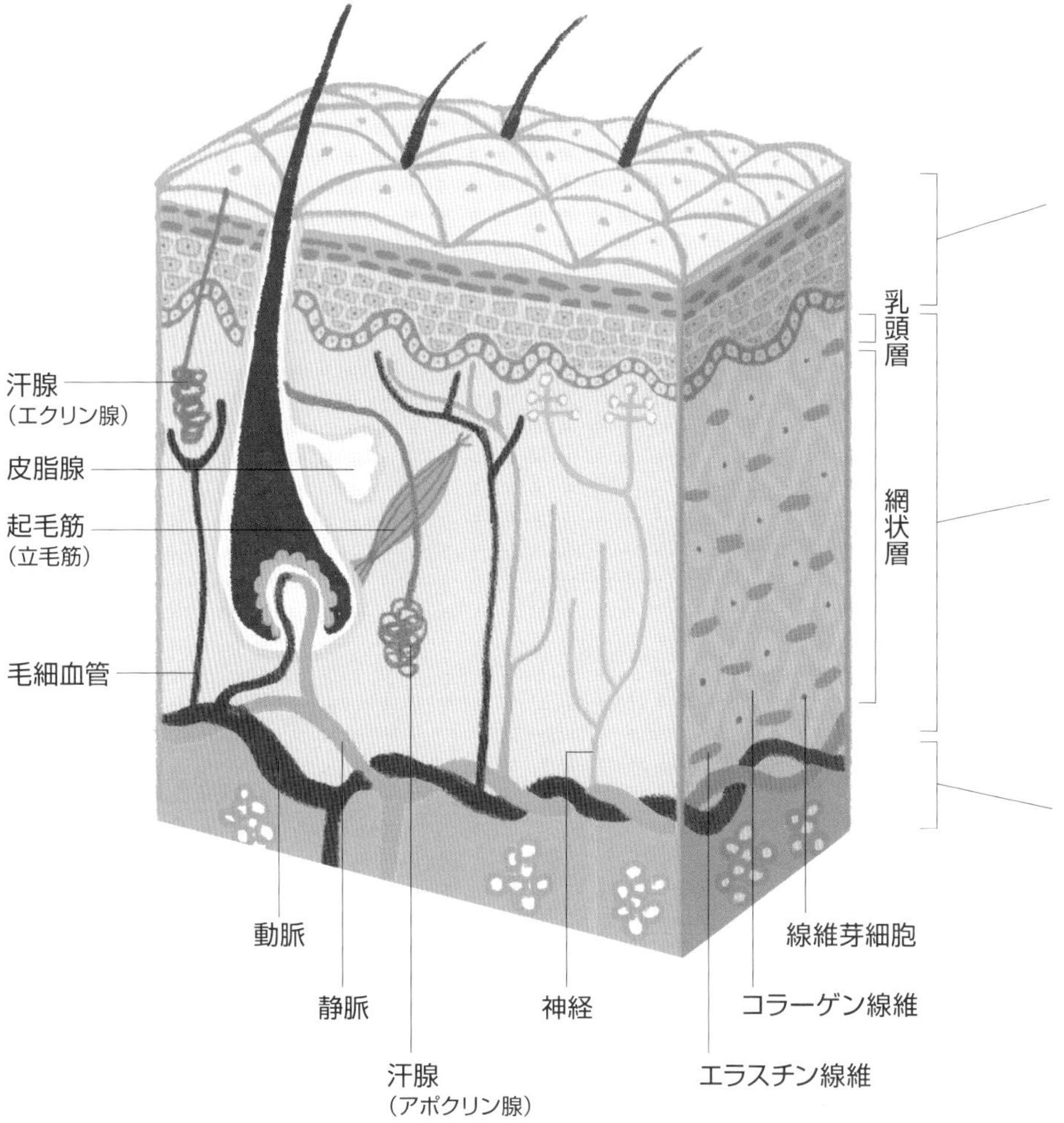
汗腺
（エクリン腺）
皮脂腺
起毛筋
（立毛筋）
毛細血管
乳頭層
網状層
動脈
静脈
汗腺
（アポクリン腺）
神経
線維芽細胞
コラーゲン線維
エラスチン線維

図9　皮膚構造の断面図

2 皮膚が体を守っている

❶ 角質層の皮膚バリア機能：肌を守る（図10）

皮膚の表面には0・02mmほどの薄い膜の角質があり水分を20〜30％含んでいます。そして、ウイルス、細菌、紫外線などの外からの刺激から肌を守り、水分が体から逃げ出さないようにキープしています。

この角質層には、角質細胞が並び、その間をセラミドなどの角質細胞間脂質がとり囲んでいて、いわばレンガとセメントのような作りになっています。

角質のバリア機能を担うのは、主に3つ

● **皮脂膜**：皮脂腺でできる皮脂（油分）と汗（水分）がまじった皮膚の表面を覆う膜のこと。
「天然クリーム」とも言われ、肌の水分蒸散を防ぎ、乾燥から体を守ります。

● **天然保湿因子NMF**：角質細胞の中にある天然保湿因子のことで、
主な成分はたんぱく質を構成するアミノ酸。

● **角質細胞間脂質**：角質細胞の間にあるセラミド、コレステロール、遊離脂肪酸からなる保湿成分。

角質バリア機能が低下すると

● 肌が乾燥し、かさかさ、かゆみなどの肌荒れを起こしやすくなります。

● 水いぼやとびひなどの皮膚の細菌やウイルス感染症になりやすくなります。

● 紫外線のダメージを受けやすくなり、シミ、しわ、たるみになりやすくなります。

1）水分を保ち、乾燥から肌を守る

2）細菌、ウイルス、紫外線など外からの刺激から肌を守る

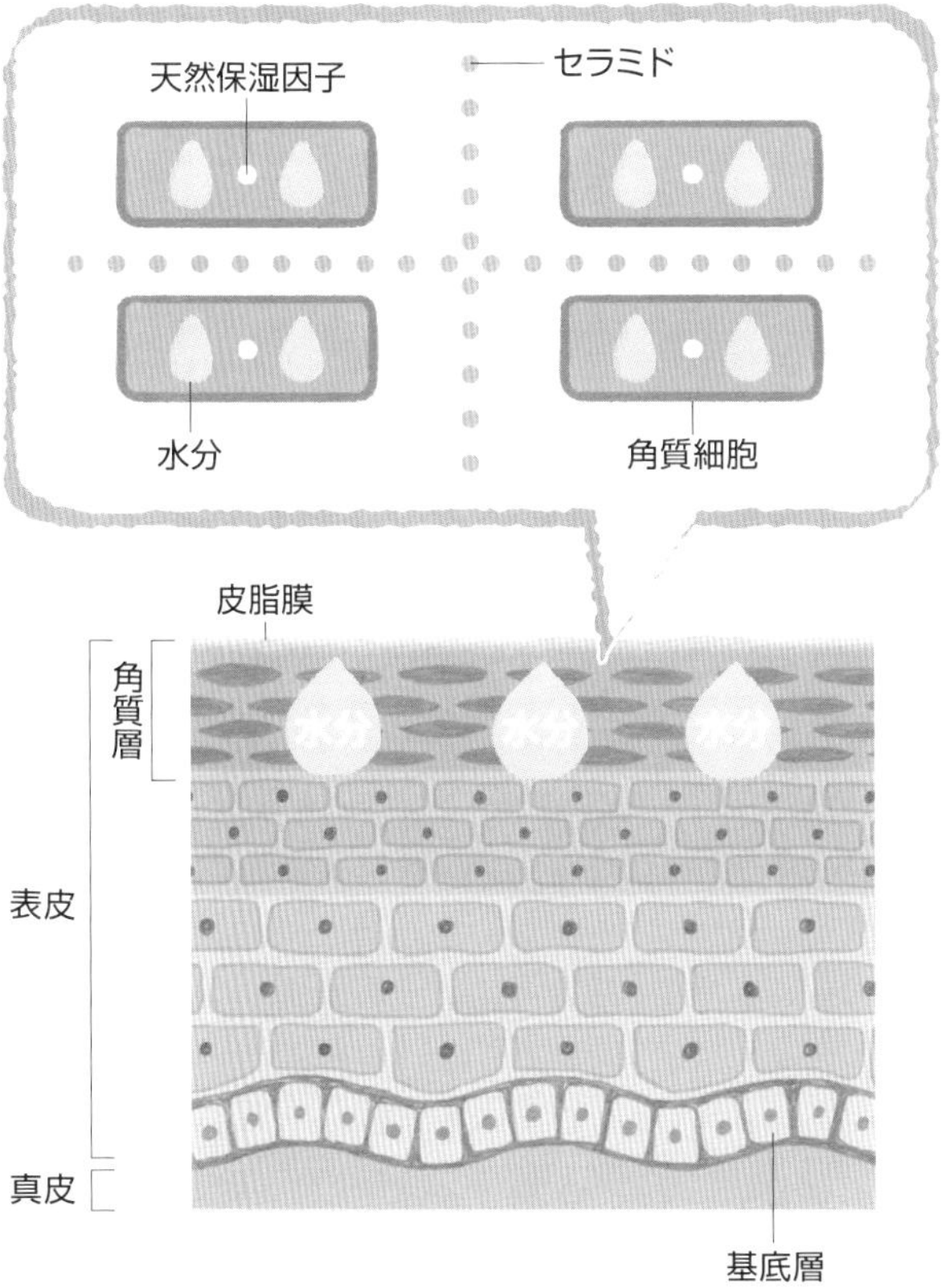

角質層には角質細胞が整然と並び、セラミドなどの角質細胞間脂質や天然保湿因子がしっかり水分を保持。皮脂膜もあり、皮膚のうるおいが保たれている。

図10 角質のバリア機能

Column

皮脂膜

皮脂は皮膚表面で膜を作り皮膚の水分蒸散を防ぎます。

皮脂腺から出る皮脂（油分）と汗腺から出る汗（水分）が混じってできる天然のうるおいベール。PH4から6の弱酸性で、細菌繁殖を防いでいます。

皮脂膜 ＝ 皮脂 ＋ 汗

ダブル洗顔（クレンジングとウォッシング）が必要なのは、皮脂は油分と水分が混ざっているから。

皮表脂質の構成

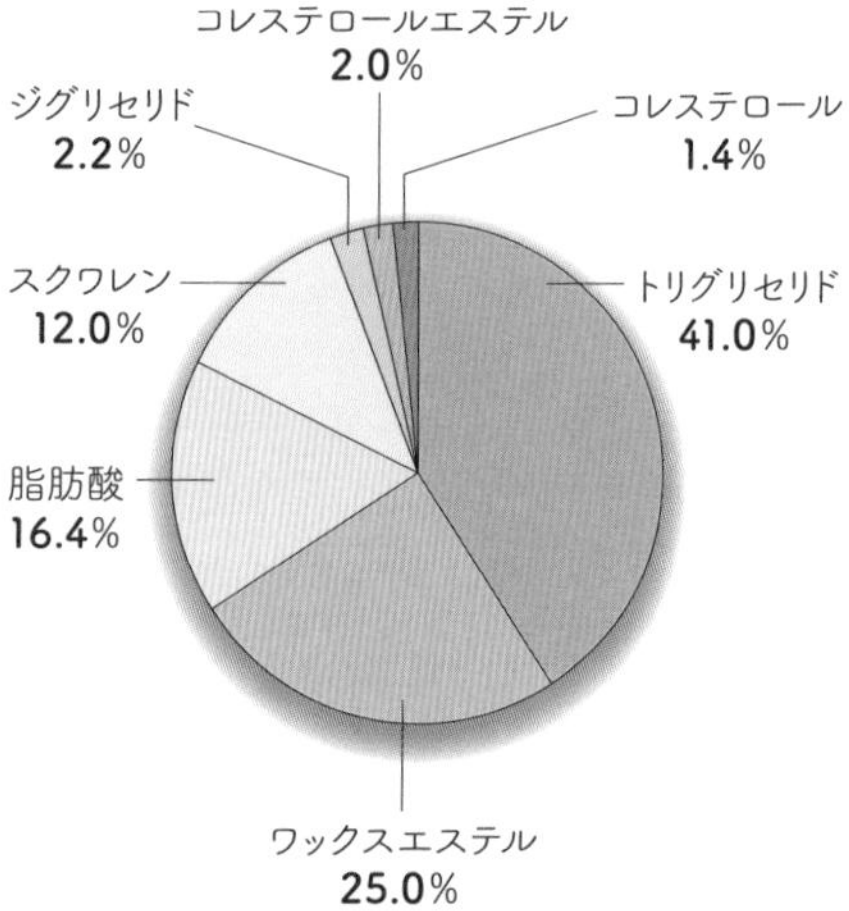

❷ ターンオーバー（新陳代謝）：皮膚の生まれ変わり

皮膚細胞は、表皮の一番奥にある**基底層**で新しく生まれます（**生成**）。

若い未熟な細胞が徐々に上層に押し上げられながら育っていき角質層になります（**成長**）。その後、角質は古くなりはがれ落ちていきます（**排出**）。

この細胞の入れ替わりをターンオーバー（**図11**）と言い、皮膚の新陳代謝を表しています。

ターンオーバーが長くなると
古い角質が厚くなる
- くすみ（透明感がなくなる）
- しわ

対策：ストレスケアと適度な運動
ピーリングケア

ターンオーバーが短くなると
角質バリア機能が低下
- 肌荒れ
- 敏感肌リスク

対策：UVケア、正しいスキンケア
（過度の摩擦を避けて保湿）

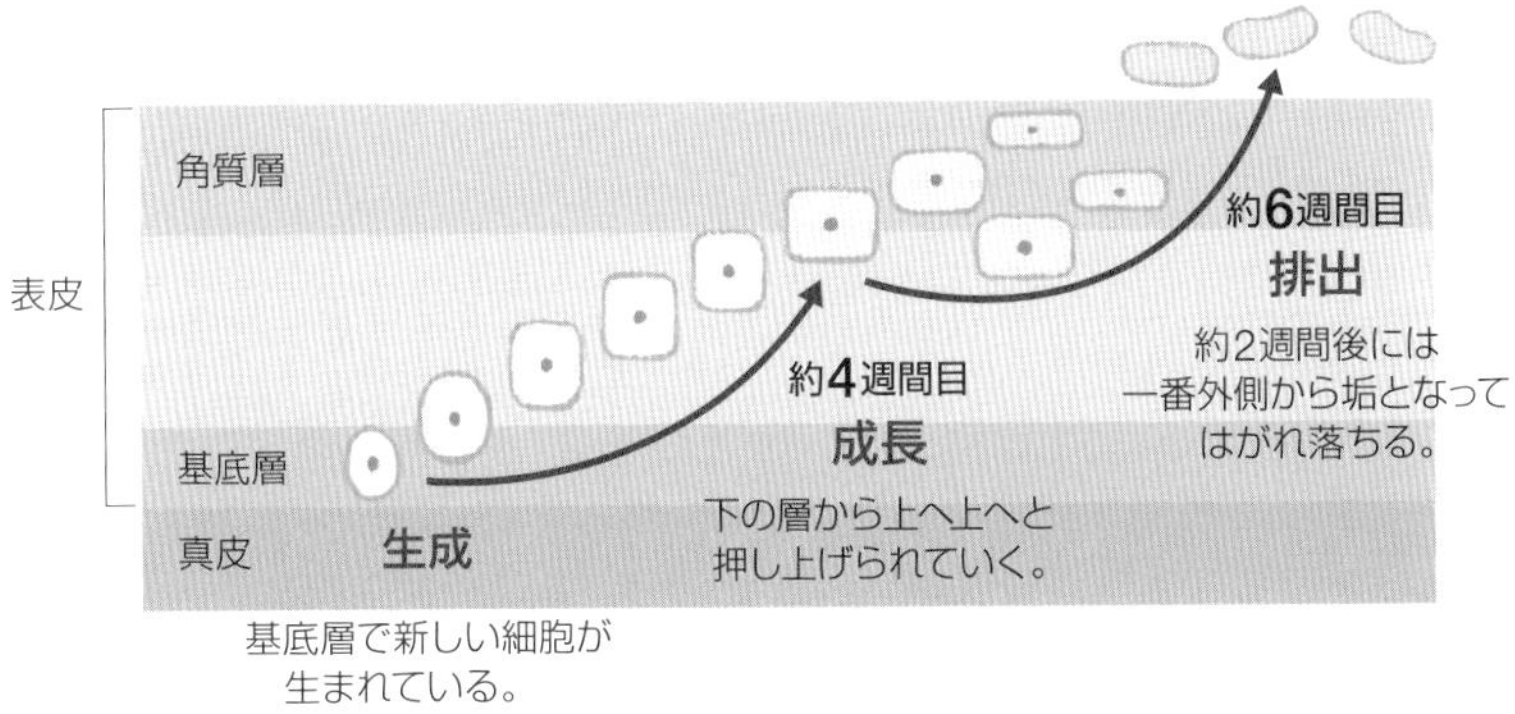

図11 ターンオーバー

新しい皮膚細胞が基底層で生まれ、約6週間後に角質層からはがれ落ちていく。

一般的には皮膚細胞が生まれて角質まで届くのに28日（4週間）、角質内で14日（2週間）という6週間周期ですが、年齢とともにターンオーバーはペースダウンしがちです。

①ターンオーバーが長くなると

- 古い角質がとどまり、シミのもとのメラニンが排出されず、肌のくすみにつながります。
- 古い角質は水分が少なく、美容液などの化粧品が浸透しにくくなり、美容液などの効果が小さくなります。
- 皮膚が厚くゴワゴワし、しわの原因になります。
- ファンデーションが浮いた感じやゴワゴワとした厚塗り感が出て、年齢より老けてみえ、肌がくすみ、透明感がなくなります。

＊原因：エイジング、ストレス、運動不足
＊角質の肥厚には古い角質をとり除くピーリングがおすすめです。

② ターンオーバーが短くなりすぎると

- セラミドや天然保湿因子などの保湿成分は時間をかけて作り出されます。ターンオーバーが短いと皮膚細胞の成長する時間が十分にないことから未熟な細胞になり、角質バリア機能が低下します。
- 肌が乾燥し、細菌、ウイルス、化学物質、紫外線に敏感になり肌荒れを起こしやすくなります。
- 結果、敏感肌リスクが高くなります。

＊原因：紫外線、誤ったスキンケア、皮膚の炎症

❸ 真皮の力：肌を支える

真皮には線維成分のコラーゲンやエラスチンのたんぱく質の線維があり、その

Column

肌理（キメ）

肌表面には細かな凹凸があり、これを「キメ」と言います。盛り上がった凸部分を皮丘《ひきゅう》、溝のような凹んだ部分を皮溝《ひこう》と言い、網目模様になっています。健康的な美肌は、この網目模様が整っていて光の跳ね返りが良く、透明感が生まれます。

「赤ちゃんのお肌」や「陶器のような肌」と言われるのは、キメが整っている状態です。

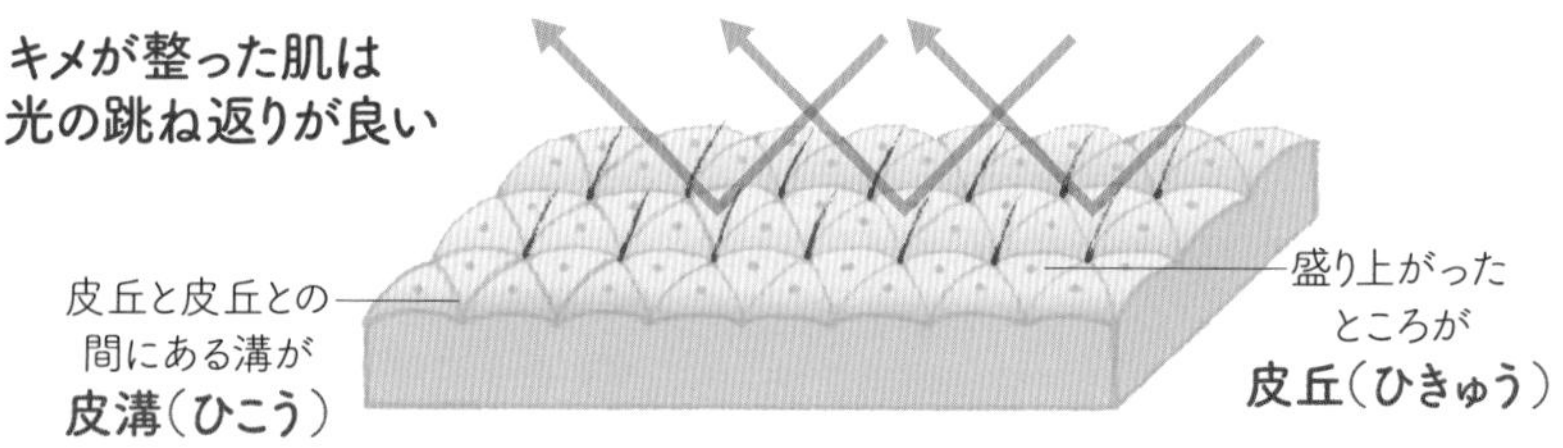
キメが整った肌は
光の跳ね返りが良い
皮丘と皮丘との
間にある溝が
皮溝（ひこう）
盛り上がった
ところが
皮丘（ひきゅう）

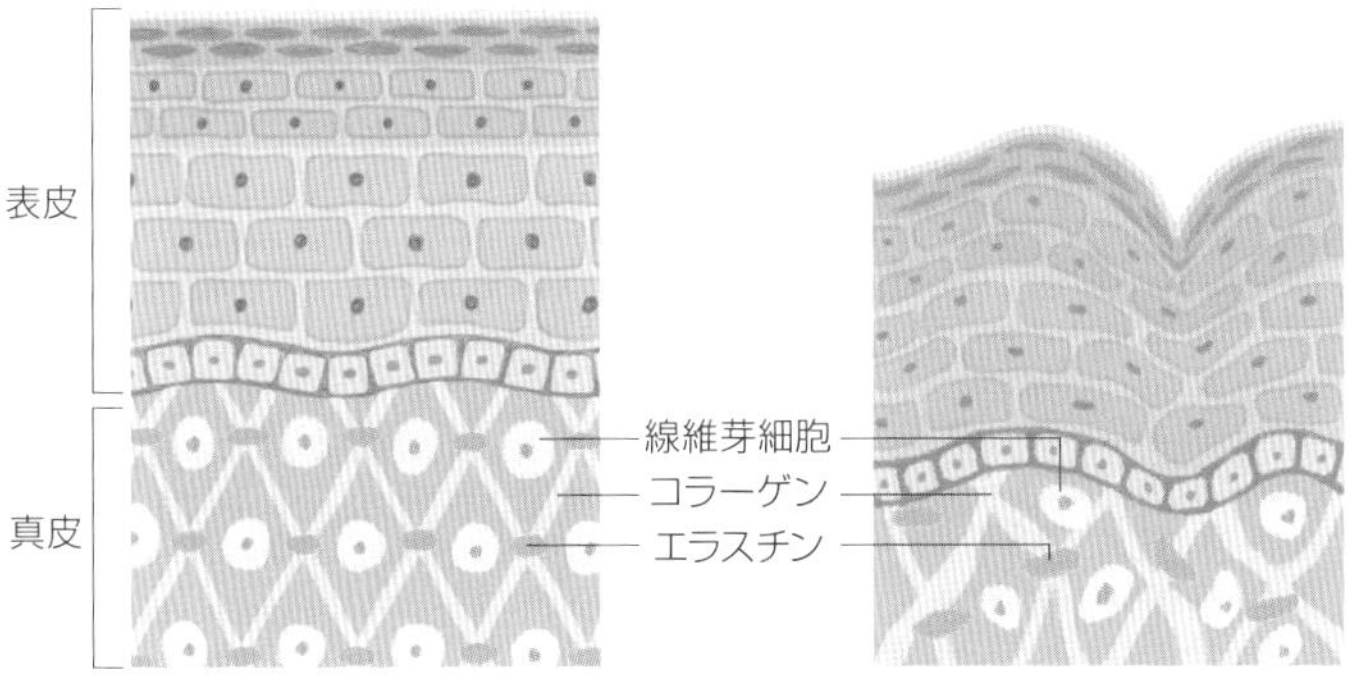

図12 コラーゲン・エラスチンが弾力を保っている

コラーゲンやエラスチンは、真皮にある線維芽細胞で作られています。コラーゲンはたんぱく質で、網目状の線維となり肌の弾力性を保ち、エラスチン（弾性線維）もたんぱく質でコラーゲンの骨格を支えます。

線維の間をヒアルロン酸がうめていて、肌のハリ、弾力を保っています（**図12**）。

血管からは栄養や酸素が補給され、表皮細胞の生まれ変わりや角質バリア機能がうまく働くようになっています。

汗腺は汗による体温の調節をし、皮脂腺でできる皮脂は皮脂膜になります。

神経は刺激のセンサーとなり、かゆい、痛い、熱い、冷たい、触れるなどの刺激を感じます。

真皮の力が下がると

● 紫外線にたくさん当たると、コラーゲンやエラスチンが傷つき、ハリ・弾力が少なくなり、しわ、たるみにつながります。

● 血行が良くないと肌色が良くなく肌荒れにもつながります。

＊原因：紫外線、エイジング、運動不足、不規則な食事。

＊対策・運動やストレッチで血行を良くしましょう。
・バランスのとれた食事で肌に栄養を補います。
・紫外線ケアを行い、コラーゲンやエラスチンのダメージを防ぎます。

❹ 健康的な肌はうるおっている

健康的な肌というと、どのようなイメージでしょうか。

- うるおいがある、やわらか、ごわつきがない↓角質が水分でうるおっている。
- くすみがなく透明感がある↓古いごわごわ角質がない。
- シミ、しわ、たるみのエージングサインがない↓メラニンや真皮のコラーゲン、エラスチンのダメージが少ない。
- 血色が良くピンク色↓真皮の血行が良く、酸素や栄養が行き渡っている。
- キメが整っている↓ターンオーバーがスムーズ。

つまり、表面の角質バリア機能、細胞が生まれ変わるターンオーバー、そして肌の栄養補給とハリを支える真皮の力が健康肌にとって大切なポイントです。

第2章

外側からのスキンケア

肌の保湿不足やこすり過ぎ、
紫外線ケア不足は肌にとっては
外側からのストレス。
　あなたが行っている
日頃のスキンケアは、
むしろ肌を傷めてはいませんか。
　第2章では、肌のバリア機能を保ち
健康的な肌を維持するための
基本的なスキンケアについて、
肌のタイプ別に具体的にお伝えします。
　なりたい肌のイメージをしっかり描いて、
肌本来の力を引き出してみましょう。

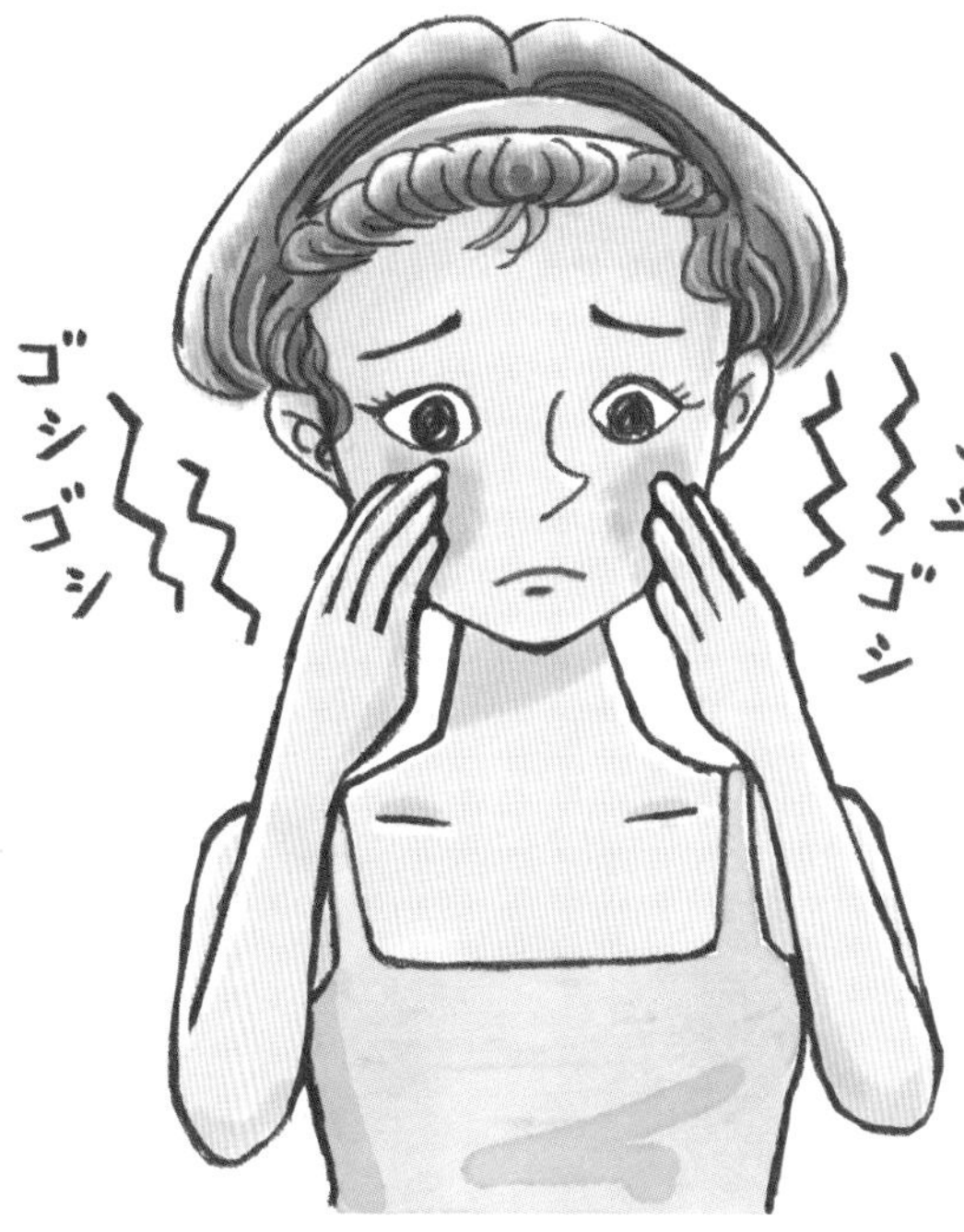

赤み、くすみ、ぶつぶつ・・・肌をみると、その人の手の動きがわかる

日々、診察室で肌の相談を受けながら肌をみてみると、その人の肌の手入れの仕方、手の動きがわかるようになります（図1）。

肌をパタパタ叩いて肌が赤く薄くなっている人、

肌をこする癖があり頬から額、鼻下にベターとしたくすみやシミができる人、

雑なクレンジングや洗顔で髪の生え際やフェイスラインに吹き出物ができる人……。

皆さんはいかがでしょうか。まずは自分の肌にゆっくりと手で触れてみましょう。かさかさ、パサパサしていませんか、赤くなっていませんか。

〝手当て〟という言葉があるように、手にはヒーリング、癒しの効果があり、手にこころを込めることができます。自分の肌に丁寧に触れてみて肌の状態に意識を向けてみましょう。

自分の肌を知り、肌が求めているものを自分の目で探し出し、気持ちを込めて手を動かし、なりたい肌を作りましょう。

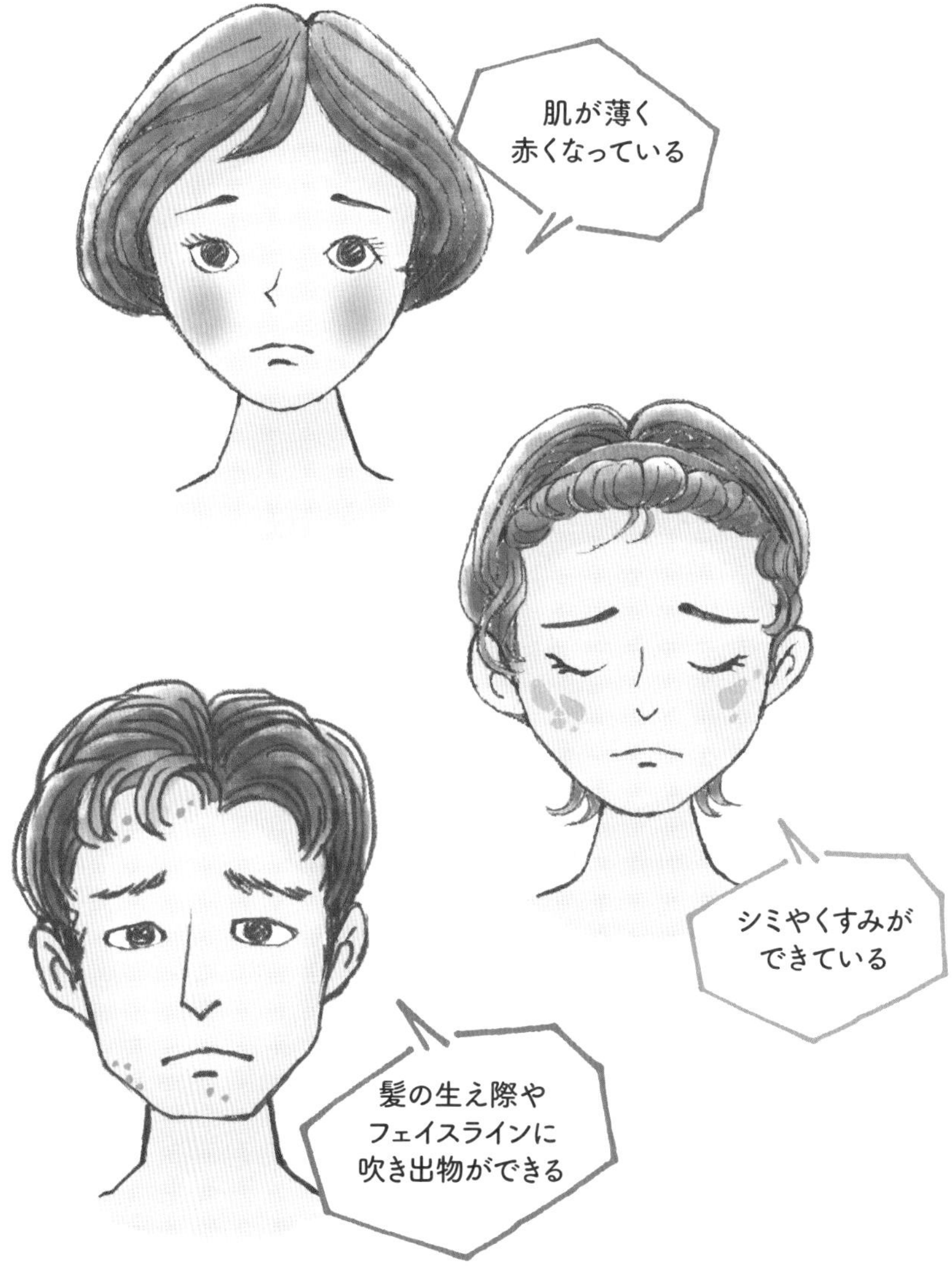
肌が薄く
赤くなっている
シミやくすみが
できている
髪の生え際や
フェイスラインに
吹き出物ができる

図1 肌のトラブルでわかる手の動き

肌質タイプは４つ、あなたはどのタイプ？

肌がかさかさする、べたつくなど、もともとの肌の性質を〝肌質〟と言います。肌質は、水分量（水分）と皮脂量（油分）のバランスで、①乾燥肌、②脂性（オイリー）肌、③混合肌、④普通肌の４つに大きく分けることができます（**図２**）が、肌の状態は季節の変化や体調、ストレスによっても変化します。定期的にチェックして適切なスキンケアを行いましょう。

1 肌質診断

あなたの肌質はどれか、チェックしてみましょう。

肌質チェックのおすすめの方法は、朝起きたあと、洗顔前の肌に触れて、肌のうるおいや油分をみることです。

- 顔全体がかさつく ──→ **乾燥肌**
- 顔全体がべたつく ──→ **脂性（オイリー）肌**
- TゾーンがべたつくがUゾーンはかさつく ──→ **混合肌**
- べたつきもかさつきもない →**普通肌**

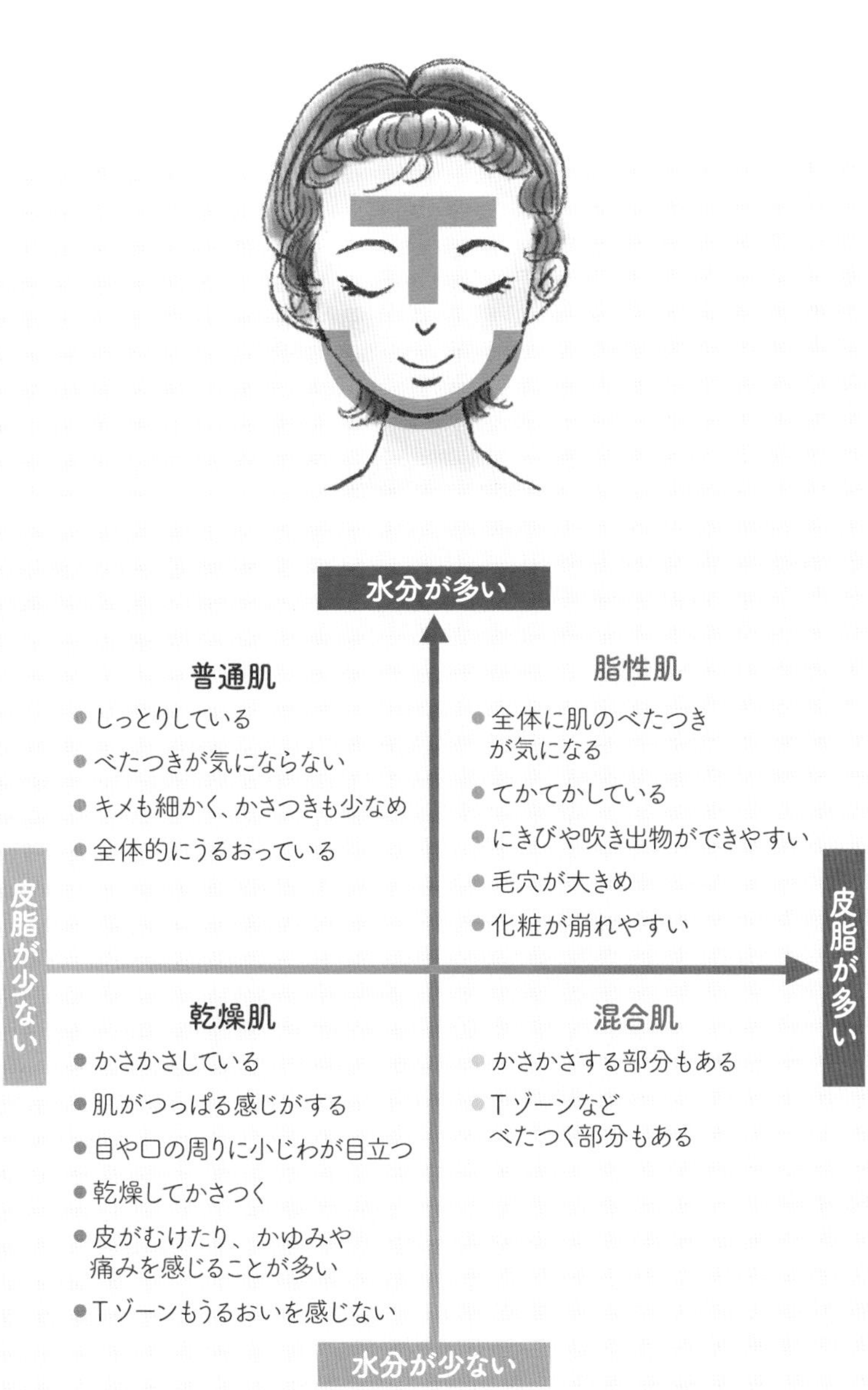
水分が多い
普通肌
しっとりしている
べたつきが気にならない
キメも細かく、かさつきも少なめ
全体的にうるおっている
脂性肌
全体に肌のべたつきが気になる
てかてかしている
にきびや吹き出物ができやすい
毛穴が大きめ
化粧が崩れやすい
皮脂が少ない
皮脂が多い
乾燥肌
かさかさしている
肌がつっぱる感じがする
目や口の周りに小じわが目立つ
乾燥してかさつく
皮がむけたり、かゆみや痛みを感じることが多い
Tゾーンもうるおいを感じない
混合肌
かさかさする部分もある
Tゾーンなどべたつく部分もある
水分が少ない

図2 肌質

2 肌質ごとのスキンケア

① 乾燥肌 ～こすらない、保湿をしっかり

特徴

- 皮脂量も水分量も不足
- 顔全体がかさつく
- キメが乱れている
- 肌荒れを起こしやすい
- バリア機能が低下
- 目元、口元に小じわができる
- 毛穴は目立たない
- ファンデーションが粉っぽくなる

乾燥肌は、バリア機能が低下していて外からの刺激に敏感なのでスキンケアでは摩擦を避けることが大切。洗顔は、洗顔料をよく泡立てて、こすらずにやさしく洗いましょう。そして、洗顔後はすぐに（肌が乾燥する前に）化粧水、乳液で保湿をします。

クレンジングは皮脂の洗いすぎが少ないミルク・クリームタイプ、保湿力の高いセラミド入りの化粧品は、乾燥肌の人におすすめです。

②脂性（オイリー）肌～べたついてもこすらない、適度な保湿を

特徴

- 水分量も皮脂量も多い
- 顔全体がテカる
- べたついて毛穴が開き目立つ
- にきび、吹き出物ができやすい
- メイク崩れがしやすい

べたつきを落とそうと肌をごしごしこすりがちですが、こすっても油分は落ちません。かえって肌荒れ、炎症につながりますので、こすらないようにしましょう。

化粧水、乳液は省略しないで適量で保湿を行いましょう。

化粧水は、収れん（引き締め）作用のあるもの、皮脂の分泌を抑えるビタミンC誘導体が含まれるものが肌質に合っています。

＊ストレスや睡眠不足、季節の変わり目の温度変化などで皮脂分泌が過剰になることもあります。ライフスタイルも見直してみましょう。

③混合肌 ～パーツごとにケアする

特　徴

- Tゾーンは皮脂が多くべたつくが、Uゾーンは水分量が不足し乾燥してかさつく
- Tゾーンがメイク崩れしやすい
- 季節や体調によって肌質が変わりやすい
- 洗顔後、Tゾーン以外がつっぱることもある
- 多くの人がこのタイプ

Tゾーンはオイリー肌用のスキンケア、Uゾーンは乾燥肌用のスキンケアを意識して行います。

クレンジング、洗顔はTゾーンから行います。

乳液、クリームはUゾーンを多めに塗りましょう。

混合肌は、季節や体調によって肌質が変わりやすいので、肌の状態をよくチェックするよう心がけましょう。

基本のスキンケア

スキンケアの一般的な順番は、①クレンジング、②洗顔、③化粧水を塗る、④美容液を塗る、⑤乳液かクリームを塗る、⑥UVケアです（**図3**）。

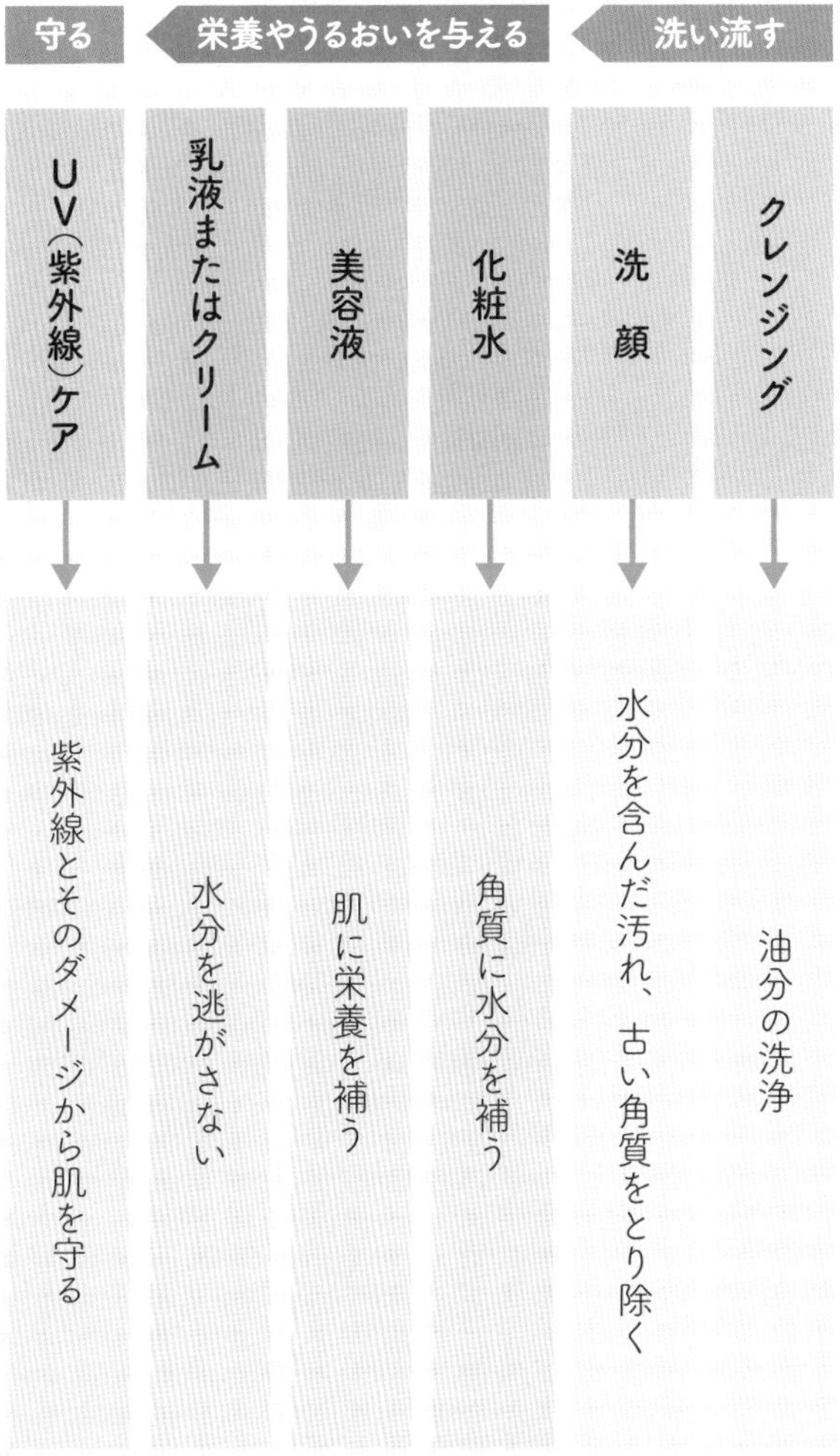

メーカーによって順番が異なることがあります。

図3 基本となるスキンケアの順番

1 油分をきれいに落とす ～ クレンジングの基本

油性のメイクやベース（化粧下地）、皮脂などの油分を洗い流すのがクレンジングの役割で、肌洗浄の最初のステップです。

油分を落とすには、油分が必要です。クレンジング剤には、水と油をなじませる働きのある**界面活性剤**《かいめんかっせいざい》（**図4**）が含まれます。つまり油分に界面活性剤を混ぜたものがクレンジング剤です。

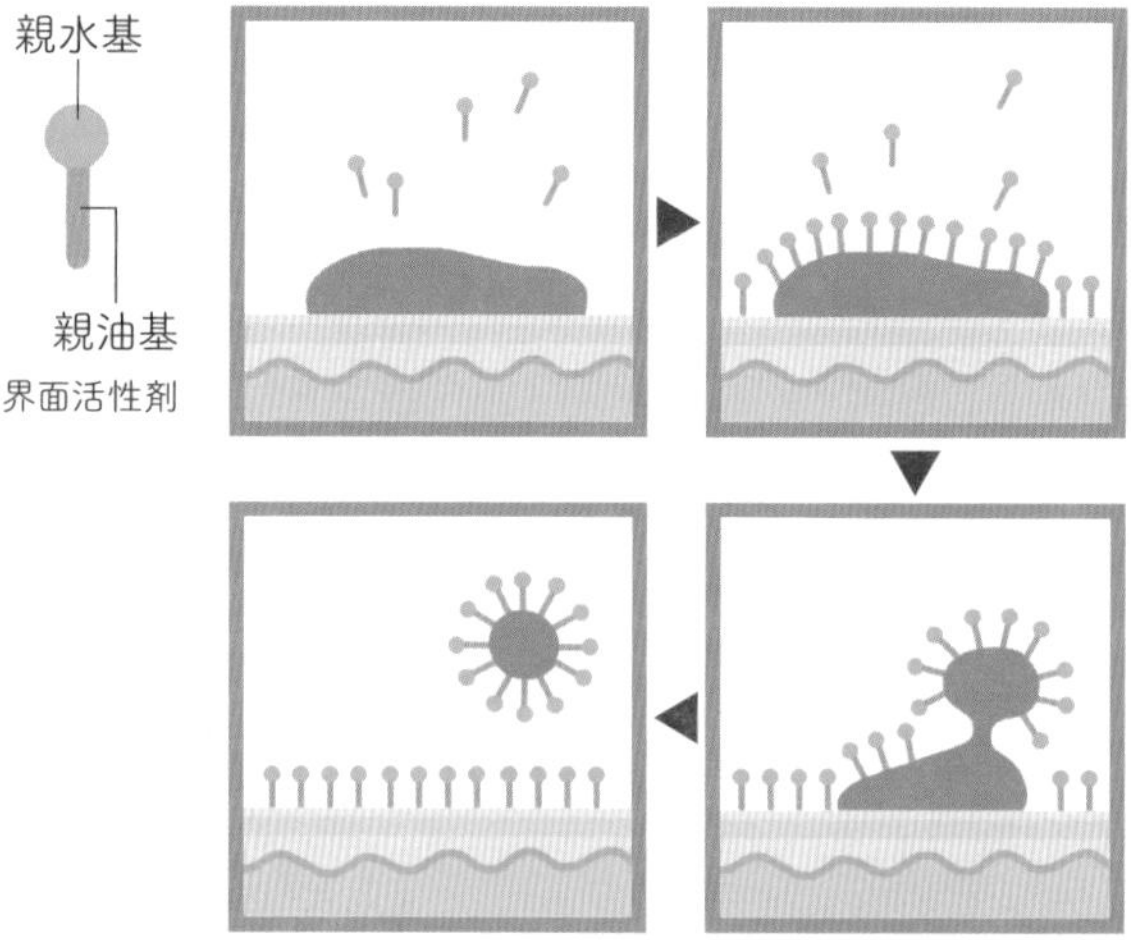

図4 界面活性剤の働き

界面活性剤が油分をかかえこみ、水で洗い流していく。

クレンジング剤の選び方～ タイプによって洗浄力が異なる

クレンジング剤には、いくつかのタイプがあります（**図5**）。油性の汚れを水で洗い流すには界面活性剤が必要ですが、界面活性剤が多いほど洗浄力が強く、肌への負担も大きくなります。

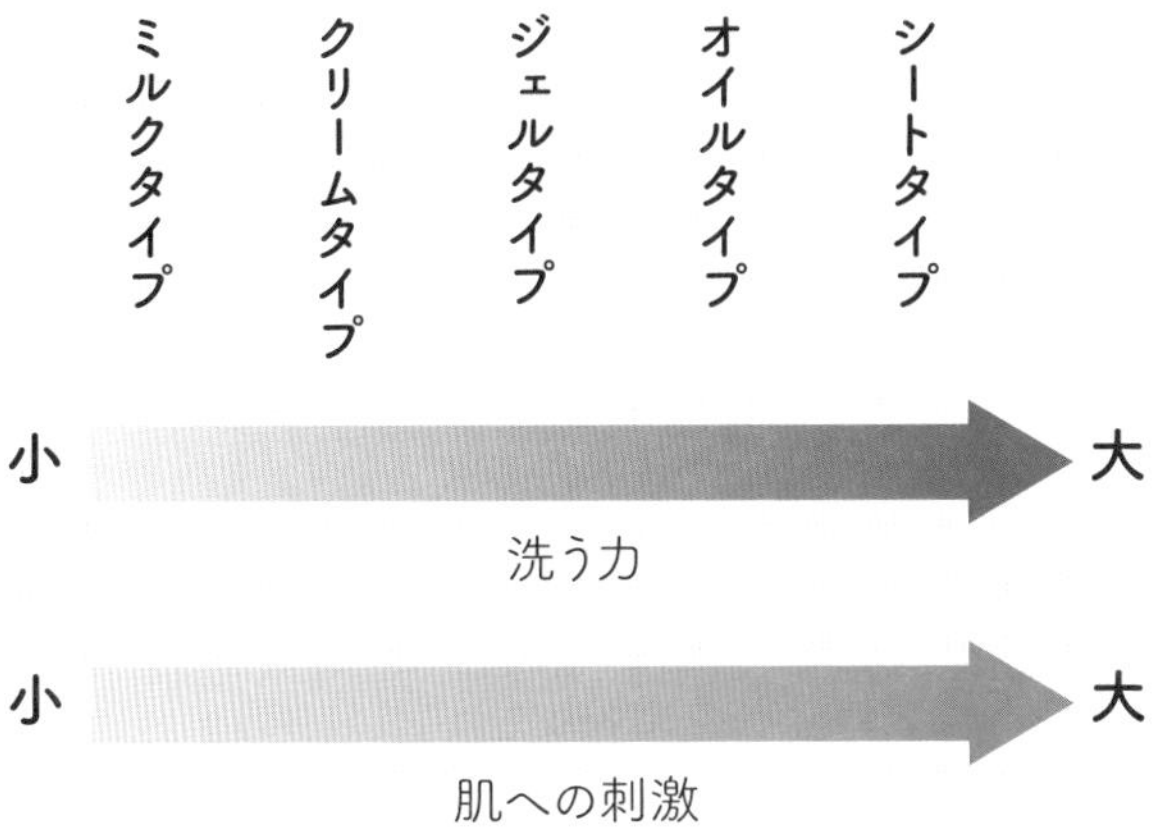

図5 クレンジング剤のタイプ

【シートタイプ】 油分をほとんど含まず、界面活性剤で油性の汚れを落とすようなもので肌への刺激が大きい。ふきとる時に肌にダメージがあると、にきびや湿疹ができやすくなるため、デイリーでの使用には不向きです。

【オイルタイプ】 汚れ落ちは良いですが、毎日使っていると少しずつ肌への刺激になってしまうこともあるので、しっかりメイクした日などに用いると良いでしょう。

【ジェル・クリーム・ミルクタイプ】 肌への刺激は小さいものの、メイクとなじむのに時間がかかり、こすりすぎになりがちです。こすらないように注意して使いましょう。

クレンジングの方法

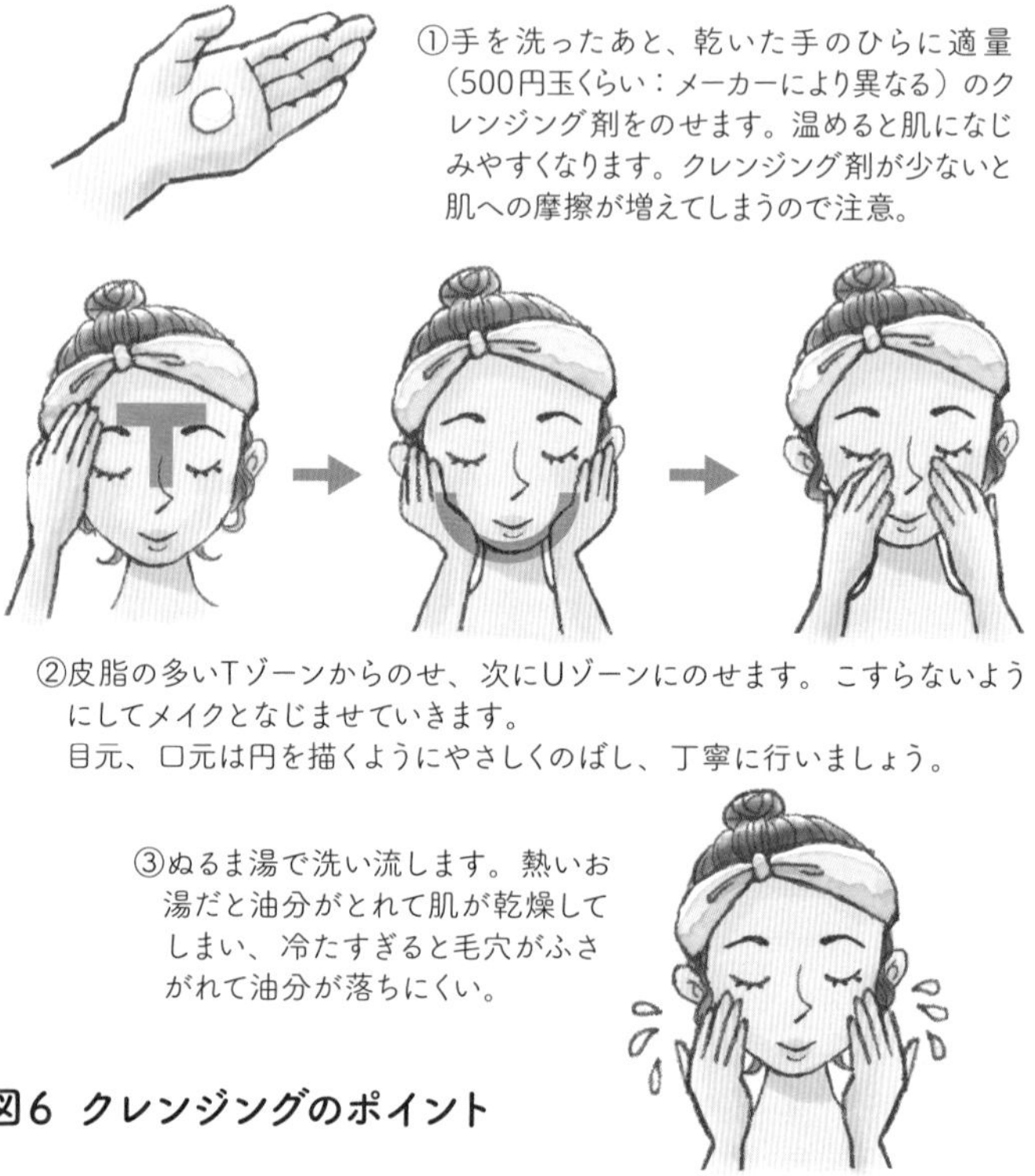
①手を洗ったあと、乾いた手のひらに適量（500円玉くらい：メーカーにより異なる）のクレンジング剤をのせます。温めると肌になじみやすくなります。クレンジング剤が少ないと肌への摩擦が増えてしまうので注意。
T
②皮脂の多いTゾーンからのせ、次にUゾーンにのせます。こすらないようにしてメイクとなじませていきます。
目元、口元は円を描くようにやさしくのばし、丁寧に行いましょう。
③ぬるま湯で洗い流します。熱いお湯だと油分がとれて肌が乾燥してしまい、冷たすぎると毛穴がふさがれて油分が落ちにくい。

図6 クレンジングのポイント

クレンジングのポイント（図6）は、

- 十分な量のクレンジング剤を用いる。
- こすらないでなじませる。
- ぬるま湯ですすぐ。
- すすぎ残しのないように十分洗い流す。

ごしごしこすると、摩擦で肌表面を傷つけて肌荒れや色素沈着の原因にもなります。

クレンジング剤が肌に残ると、肌がくすんだり、毛穴に残ると毛穴が目立ったり、雑菌が増えてにきびができやすくなったりします。また、ターンオーバーが低下して、肌が乾燥してしまうことがあるので、すすぎ残しのないようにしましょう。

2 朝・晩洗う～洗顔の基本

朝晩2回、顔を洗う理由

肌には汗、ホコリ、酸化した皮脂、古い角質などが混ざり合っています。朝起きた時にも、汗、皮脂、ホコリといった汚れがついていますので、朝・晩の1日2回洗顔をしましょう。

皮脂は時間が経つと**過酸化脂質**に変わり、肌を刺激し老化を進めます。朝も、水だけでなく洗顔料を使ってしっかり洗顔しましょう。

洗顔料の選び方

洗顔の目的は汚れを落とすこと。その際に肌を傷めないことが大切です。

どんな洗顔料を選ぶかは、肌の汚れ具合によります。肌を触って油分が落ちた感覚を自分で確かめて選ぶのが理想です。しかし、洗顔料には固形、パウダー、フォームなどいろんな形状、成分が含まれ選ぶのに迷ってしまうのも事実。そこで、洗顔料のタイプと肌質の目安を**図7**に示します。

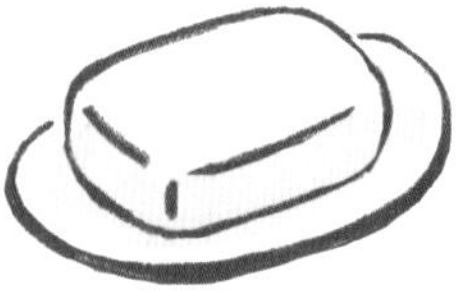

固形石鹸

脂肪酸と油脂で作られ洗浄力が高く、しっかり汚れが落ちます。また肌質を問わず使いやすい。

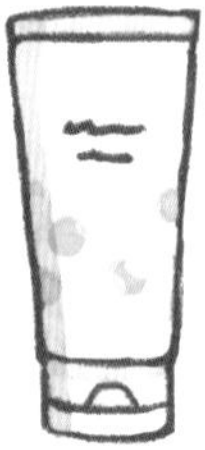

洗顔フォーム（クリーム、リキッド）

洗浄力や肌への負担は強いものから弱いものまで様々。

しっとりタイプは油分を多く含むものもあり、オイリー肌、混合肌には合わないものもあります。

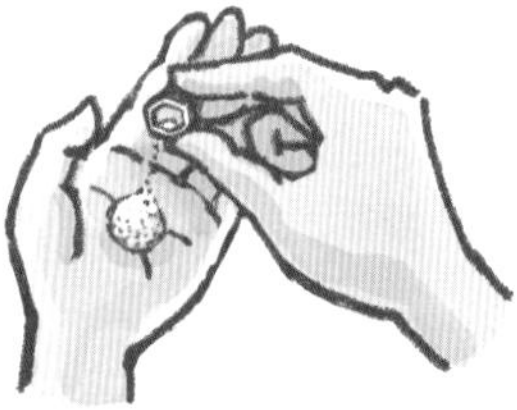

洗顔パウダー

粉末や顆粒状のものを水やぬるま湯に溶かして使うタイプ。

泡立ちが良く洗浄力が高い。プロテアーゼ、パパインなどの酵素を含むものは、その働きで古い角質や毛穴の汚れをとる軽いピーリング効果があります。乾燥肌、敏感肌の方は刺激に注意しましょう。

図7 洗顔料の種類と特徴

洗顔方法（図8）を再チェック

①洗顔料を十分泡立てる

水と空気を含ませて、よく泡立てます。泡立ちが悪いと摩擦で肌が刺激を受け、バリア機能の低下につながります。

②皮脂の多いところから

皮脂の多いTゾーンから石鹸の泡をのせ、次にUゾーンにのせます。泡を転がしてなじませましょう。ごしごしこすらないよう要注意。

③人肌くらいのぬるま湯で洗い流す

毛穴が詰まるとにきびにつながることがあります。ぬるま湯でしっかり洗い流しましょう。こめかみ、フェイスラインは、すすぎ残しをしやすい場所ですので注意しましょう。

④ふきとりは、やさしくタオルを押すように

洗い流したあとは、水分をタオルでごしごしふきとるのではなく、やさしく押すようにふきとりましょう。

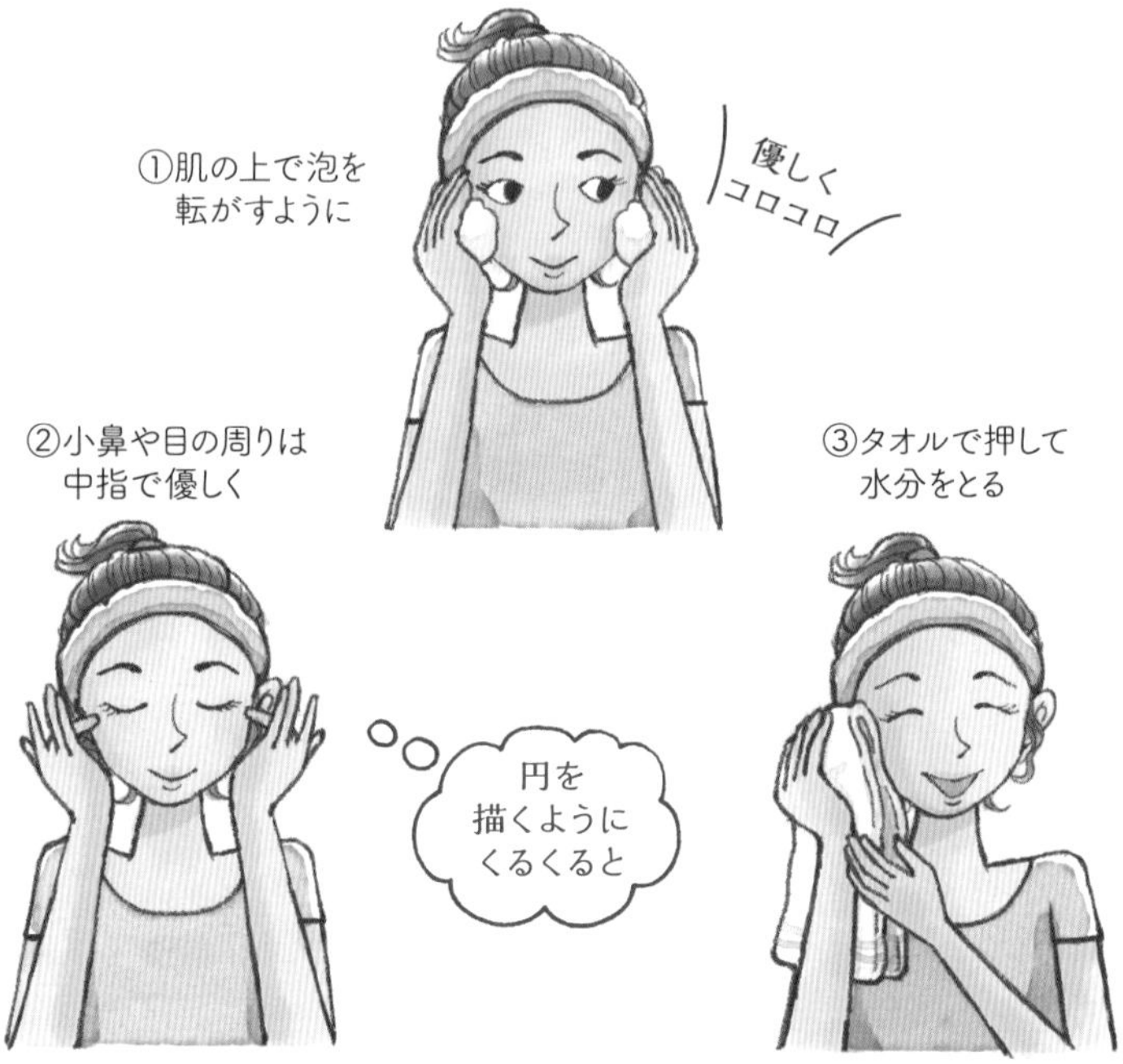
①肌の上で泡を
転がすように
優しく
コロコロ
②小鼻や目の周りは
中指で優しく
円を
描くように
くるくると
③タオルで押して
水分をとる

図８ 洗顔のポイント

Column

“しっとりタイプ”の洗顔料は良い？

洗顔後に肌にうるおいを残す洗顔料は、油分が肌に残り、あとからつける化粧品の浸透が悪くなるのでおすすめできません。

洗顔はあくまでも汚れを落とすもの。しっかり汚れを洗い流すことに集中しましょう。皮脂は自然に分泌され補われていきます。しっとりしすぎず、つっぱりすぎない洗顔料を選びます。

3　肌を柔らかくする～化粧水の基本

角質に水分を含ませる

化粧水はほとんどが水分でできています。水分を肌に補い、角質に水分を含ませ、うるおいを与え柔らかくします。そして、次に行うスキンケア用品のなじみを良くします。

化粧水を塗った時は、肌は保湿されますが、水分なので放置すると蒸散してしまいます。化粧水をたっぷり何度つけても肌の保湿はキープできません。化粧水を塗ったあとは、時間をおかずに乳液、クリームなどで保湿を維持させましょう。

化粧水は、主に5種類

多くの化粧水には、水分の他にアルコール、美肌成分が含まれます。化粧水には美白、保湿、収れん、ふきとり、エイジングケアなどがあります。

①美白化粧水

ビタミンC誘導体配合の化粧水は、毛穴の引き締め、美白、抗酸化作用などがあり、アルブチン、ルシノール、トラネキサム酸、ハイドロキノン、プラセンタエキスなどの美白成分が含まれています。

日焼けしやすい人、シミ、そばかすを防ぎたい方が用いると良いでしょう。

②保湿化粧水

セラミド、コラーゲン、ヒアルロン酸などの保湿成分が含まれています。
乾燥肌、敏感肌の方におすすめです。

③収れん化粧水

肌を引き締める効果があり、トーニングローションとも言われます。クエン酸、乳酸などが含まれています。
皮脂が多くテカりやすいオイリー肌におすすめです。

④エイジングケア化粧水

ビタミンC誘導体、レチノールなどが含まれています。

化粧水の本来の目的は、あくまでも角質に水分を与えて、次に行うスキンケア用品の通り道を作り、なじみを良くすることなので、美肌成分は＋α効果と考えて選ぶと良いでしょう。
＊肌荒れで化粧水が染みる時は、化粧水をスキップしても大丈夫です。

化粧水の用い方

コットンを使うと、こする（摩擦など）ことで肌への刺激になることもあります。ここでは手を用いる方法をご紹介します（**図9**）。

ポイントは、

- しっかり肌に化粧水を浸透させましょう。
- 摩擦を少なくハンドプレス。
- 化粧水をつけて放置しない。肌の乾燥は急に進むので、すぐに乳液、クリームを塗ります。

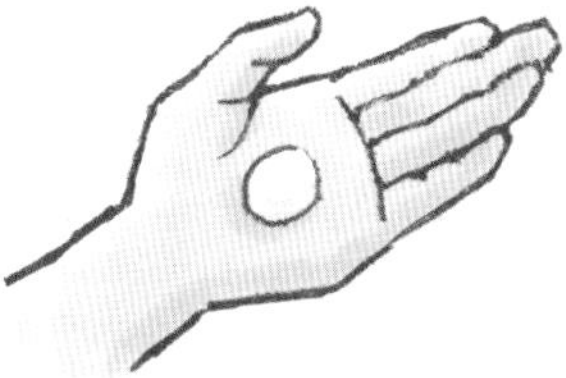

①手のひらに適量の化粧水をとる：
量は500円玉くらい。メーカーにより異なります。

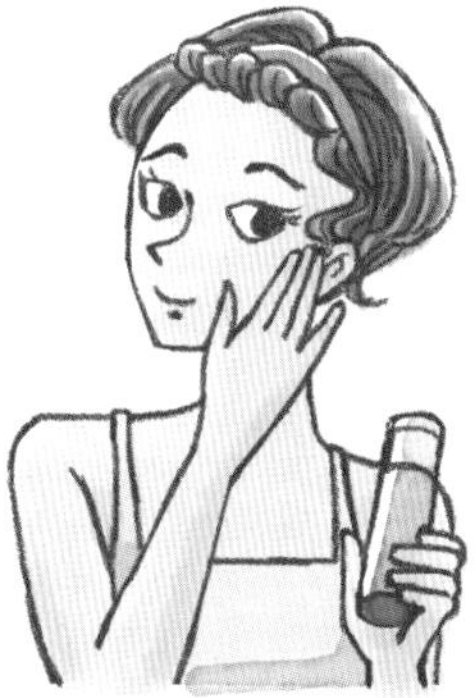

②顔全体になじませる：
10～20秒ほど手のひらで軽く押さえてなじませます。目元、口元は指の腹でそっと押さえてなじませます。

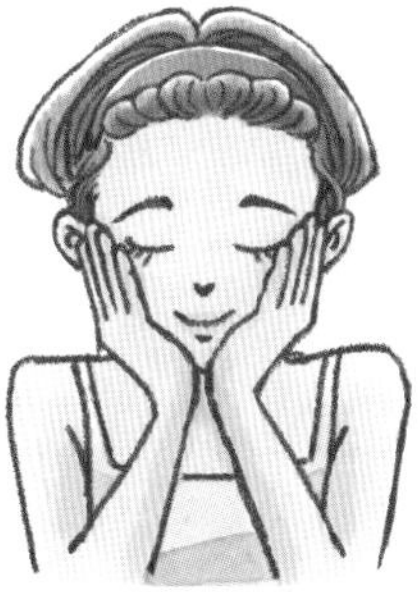

③ハンドプレス：
両手で顔全体を10～15秒包み込みます。

図9 化粧水の用い方

4 イメージを明確にして使いたい～美容液の基本

美容液の種類

美容液は、化粧水と乳液の間で用います。

主に肌にうるおいや栄養を与える有効成分が高濃度に含まれたものが美容液です。保湿成分や美白、アンチエイジングに効果のあるもの、にきびを抑えるものなど、なりたい肌のイメージを明確に描いて、目的に合わせて美容液を選びたいものです。

【保湿が目的】 肌の成分にもあるセラミドが含まれた美容液がおすすめです。セラミドの他にヒアルロン酸、ヘパリン類似物質などが含まれます。

【美白が目的】 シミのもとのメラニンができるのを抑えるトラネキサム酸、カモミラET、アルブチン、コウジ酸、ビタミンC誘導体など美白成分が含まれる美容液。

【エイジングケアが目的】 レチノール、ビタミンC誘導体、抗酸化成分（油溶性甘草エキス、オウゴンエキス、植物ポリフェノールなど）が含まれ、ハリや弾力に働きます。

美容液はスキンケアの大切な部分。料理で言えばメインディッシュにあたりスキンケアコースのメインとなるアイテムです。

化粧品会社が開発に力を入れ、最先端の技術が盛り込まれることが多いアイテムでもあります。

美容液の用い方（図10）

- こすらず、なじませましょう。
- 十分量を用います。少なすぎると効果が不十分に。

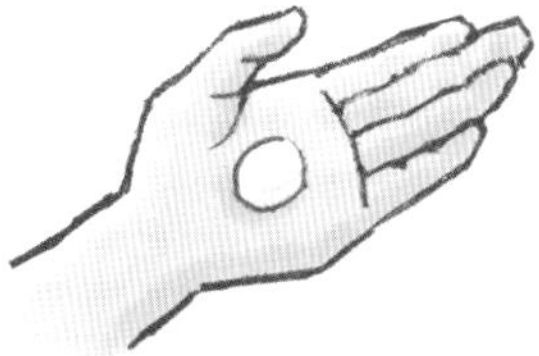

①手のひらに1回分の使用量をとる：
メーカーのおすすめ量を確認しましょう。

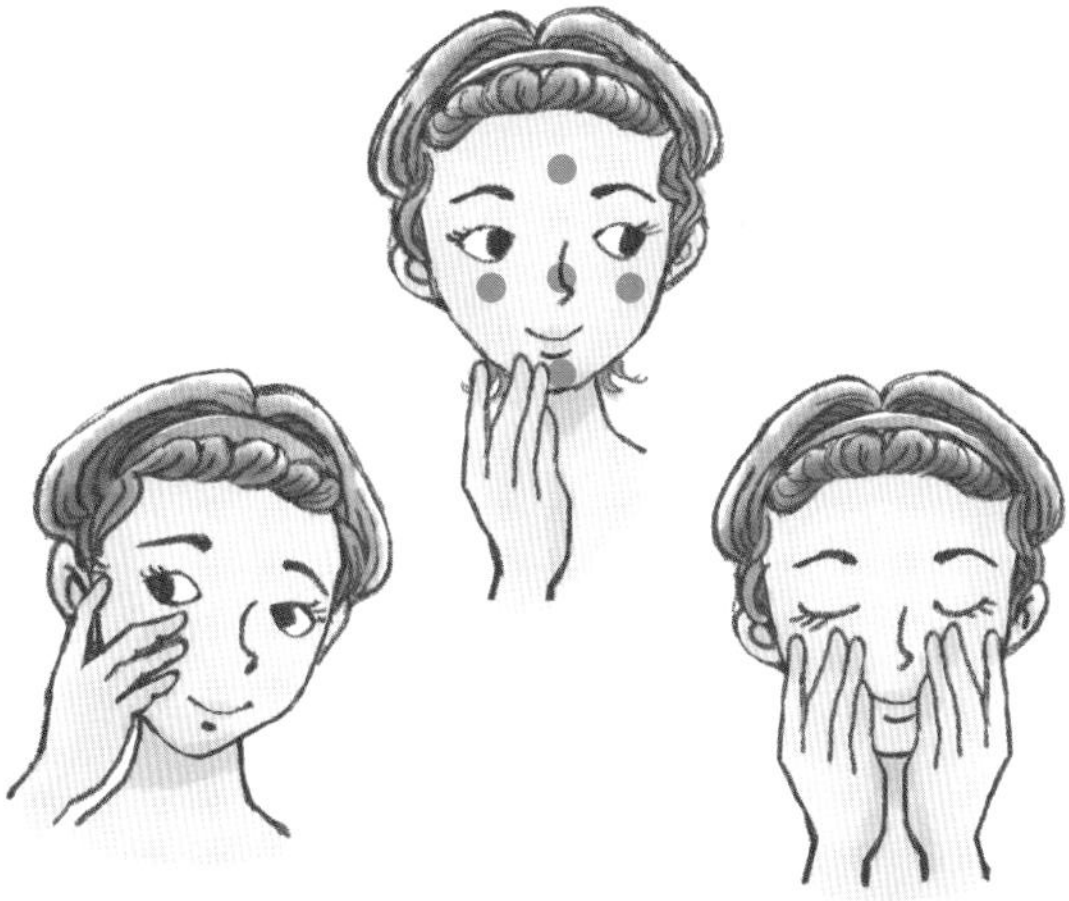

②額、頬、鼻、あごの5点にのせ、手のひらでなじませていく：
手のひらで頬から顔全体に、小鼻、目の周りにもなじませます。
内から外に、下から上に向けてなじませましょう。

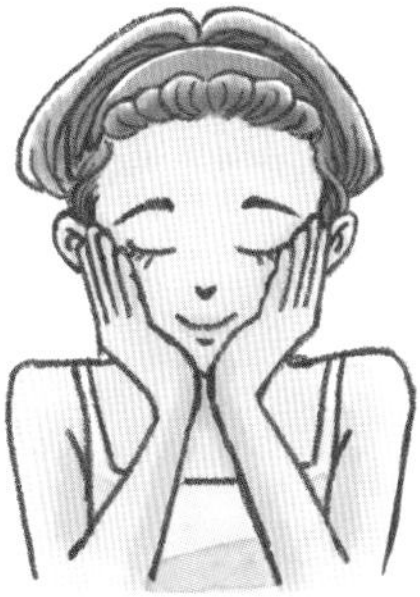

③仕上げにハンドプレス：手のひらや指で押さえてなじませます。

図10 美容液の用い方

5 肌水分を逃がさない～乳液、クリームの基本

乳液、クリームともに肌に油分を補い、肌水分が逃げないように蓋をする効果があります。

乳液とクリームの違いは、水分と油分の配合の違いです。乳液は水分が多くさっぱりしていて、クリームは油分が多いので「コク」があり、こってりしています。また、乳液とクリームとは、テクスチャー・質感が違います。

季節や肌質に合わせて乳液、クリームを選びましょう。例えば、夏はさっぱりと乳液を、冬には油分の多いクリームを用いるなどです。

クリームは部分的に目元、口元や乾燥しているところに塗るのも良い方法です。

乳液、クリームの塗り方は美容液と同じです。

乳液、クリームの種類

【保湿乳液・クリーム】 油分と水分に保湿成分を加えたスタンダードタイプです。
【UV乳液】 紫外線をカットして日焼けやシミ、そばかすを予防する働きがあります。
紫外線をカットする成分が肌の負担になりがちなので、寝る前のスキンケアでは用いず、朝のスキンケアで用います。
【ティント乳液】 乳液に化粧下地が入っているもので、朝、用います。

6 光老化予防～紫外線ケアの基本

肌の老化の原因として、**年齢に伴う老化と紫外線による光老化**の2つがあります。

紫外線は肌の老化を早め、皮膚がんの原因になることも

紫外線で角質層がダメージを受け、バリア機能の低下から肌が乾燥し敏感肌リスクが上がります。紫外線を浴びるとメラニン色素ができて肌を守る働きをしますが、うまくとり除かれず、一定のレベルを超えると急にシミが出てしまいます（**図11**）。生まれた時から浴びた紫外線は皮膚の中で少しずつダメージを起こし、そのダメージは蓄積されていきます。紫外線がよく当たる頬、鼻などにシミができ、もっと時間が経つと遺伝子まで傷つき少しずつ盛り上がってきて皮膚がんになるリスクもあります。

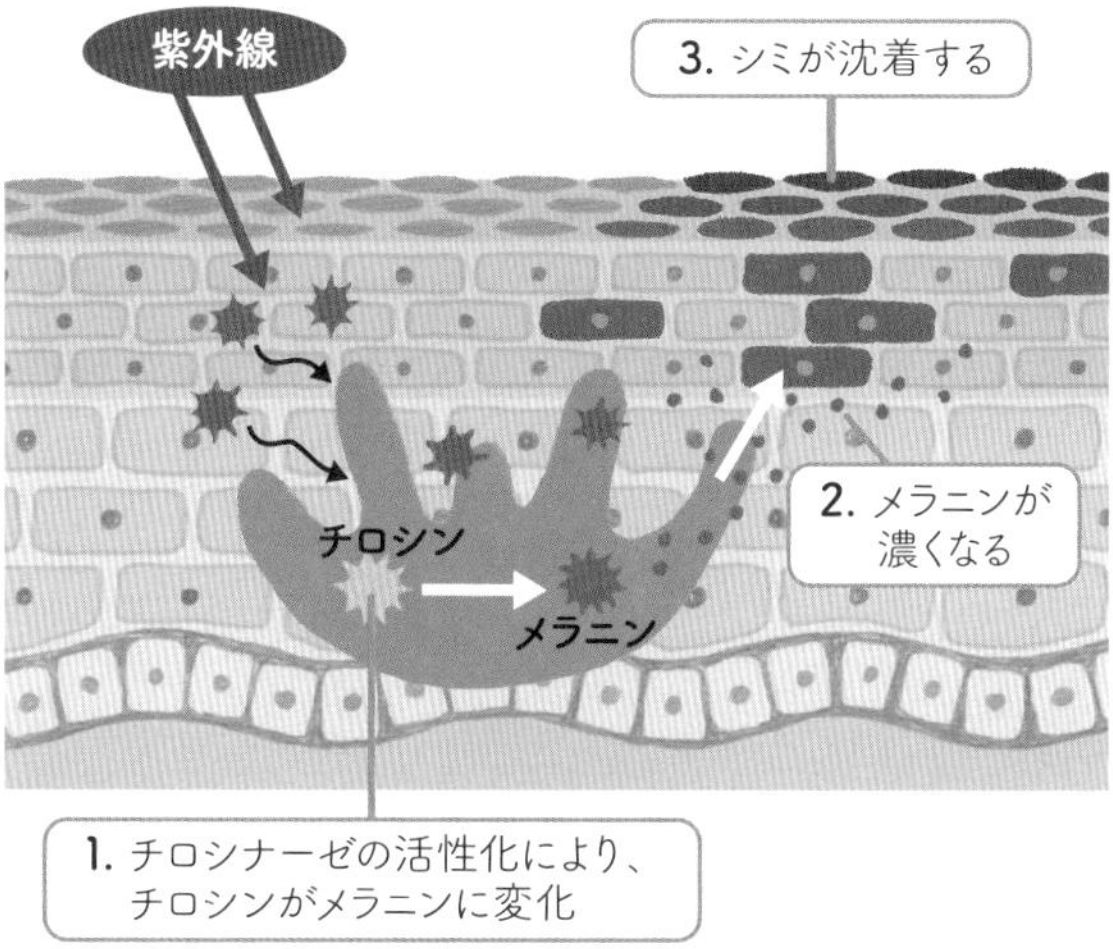

紫外線
3. シミが沈着する
チロシン
メラニン
2. メラニンが濃くなる
1. チロシナーゼの活性化により、チロシンがメラニンに変化

図11 紫外線によるシミ

メラニンが濃くなりシミになる。

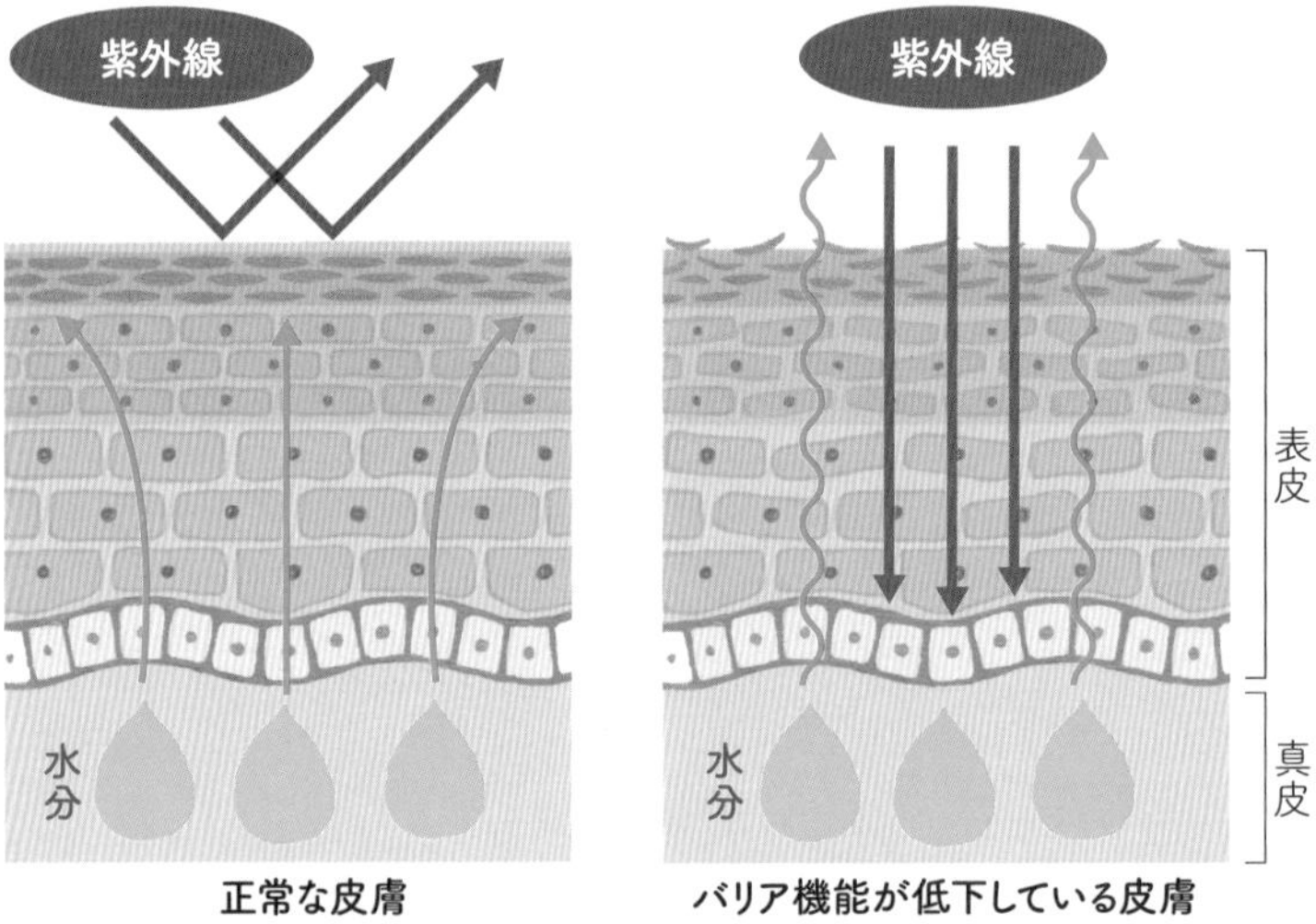

図12 紫外線によるバリア機能の低下による乾燥

真皮に届いた紫外線は、肌のハリのもとのコラーゲンやエラスチンを傷つけ、深いしわ、たるみにつながります（**図12**）。このよう紫外線で皮膚の老化が進むことを「光老化」と呼んでいます。人生80年であれば問題にならなかったことも100年生きるとなるとダメージの蓄積で、こういった光老化も気になってきます。

さらに紫外線で活性酸素が発生し、皮脂は過酸化脂質に変わり、古い角質で毛穴が詰まり、にきびの原因にもなります。またウイルスや細菌、アレルギー物質への抵抗力や免疫が弱まることで疲れやすくなり、風邪や感染症にかかりやすくなるといったことまで起こります。肌だけでなく体にも良くない働きをします。

紫外線についてのまとめ

- 角質バリア機能の低下で乾燥肌、敏感肌になりやすくなる
- メラニン色素が増えてシミを作る
- 真皮のコラーゲン、エラスチンが変化して、深いしわやたるみになる
- 皮膚細胞の遺伝子が傷ついて、皮膚がんのリスクが高くなる
- 活性酸素ができて、にきびができやすくなる
- 免疫が弱まり、疲れやすく風邪や感染症にかかりやすくなる

ＵＶＡ／ＵＶＢ、ＳＰＦとＰＡって何？

日焼けの季節になると、ＵＶＡ／ＵＶＢやＳＰＦ／ＰＡという文字をよく目にしますが、どういうものかおさらいしてみましょう（図13）。

●紫外線（ＵＶ）Ａ波

ＵＶＡは、表皮を通って真皮まで届きます。毎日の生活で知らず知らずのうちに浴びて蓄積されることから「生活紫外線」と呼ばれます。長い間に真皮のコラーゲン、エラスチンにダメージを与えてしわ、たるみの原因になります。

●紫外線（ＵＶ）Ｂ波

ＵＶＢにより皮膚に赤く炎症を起こし、ひりひりとしたやけどのような症状を起こします。海水浴、ゴルフ、アウトドアスポーツなどレジャーで紫外線を浴びた時に起こるので「レジャー紫外線」とも言われています。

表皮でメラニン色素が増えシミ、そばかすのもとになります。

●ＳＰＦ（紫外線Ｂ波から守る効果）

ＳＰＦは、「Sun Protection Factor」の略でＵＶＢから肌を守る効果を示します。Ｂ波で皮膚がひりひり赤くなり始める時間を、何もつけない時と比べて何倍に伸ばせるかを表しています。

20分で皮膚が赤くなるとすると、

ＳＰＦ３０は、３０×２０＝６００分

およそ10時間は赤くならないようにすることができます。よって日常生活ではＳＰＦ２０～３０で大丈夫。

ＳＰＦ値は１平方センチメートルに２ｍｇの日焼け止めを塗った時の値なので、塗る量によって紫外線をブロックする効果が異なります。

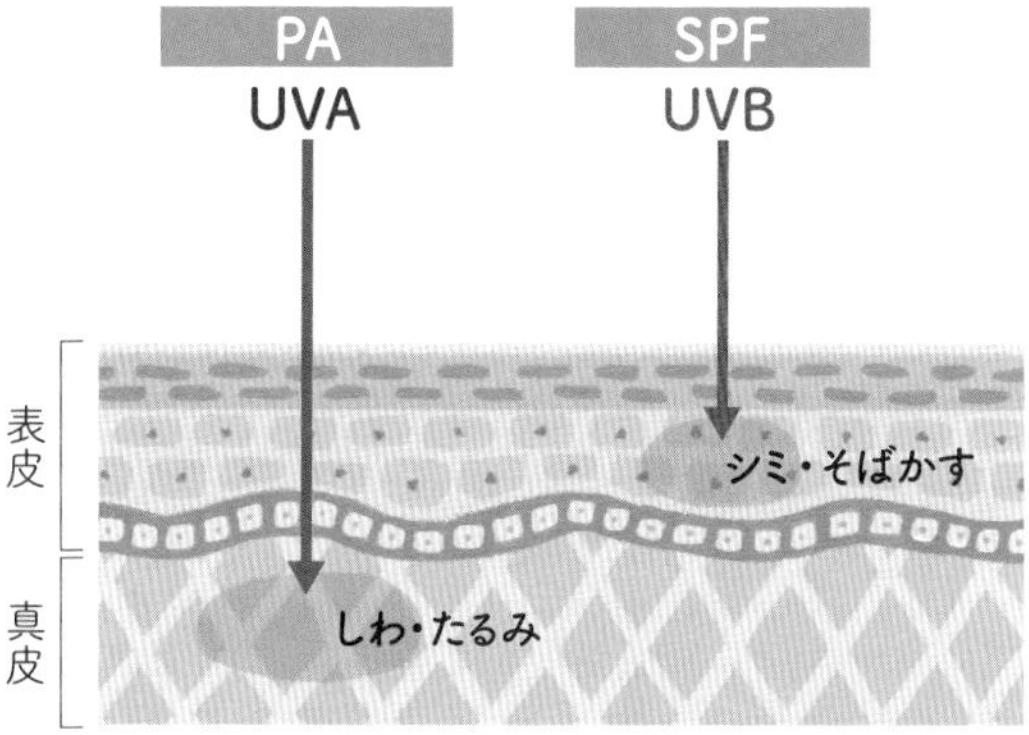

図13 UVA/UVB、SPF・PAの影響

多くの人が規定量の４分の１程度しか塗っていないと言われています。十分な量を塗らないと期待される効果が出ません。つまり普段、塗っている量の４倍くらい塗らないと効果が出ないことになります。

患者さんと話しているとＳＰＦ値を気にするより塗る量を見直したほうが良い人がたくさんいることに気づきました。

●ＰＡ（紫外線Ａ波から守る効果）

ＰＡは、「Protection Grade of UVA」の略でＵＶＡの防衛効果を示しています。

「＋」「＋＋」「＋＋＋」「＋＋＋＋」の４段階で示され、プラスが多いほど効果が高くなります。

UVクリームの種類は2つ

UVクリーム（日焼け止め）には紫外線吸収剤（ケミカル）と紫外線吸収剤フリー（ノンケミカル・紫外線散乱剤）があります（図14）。

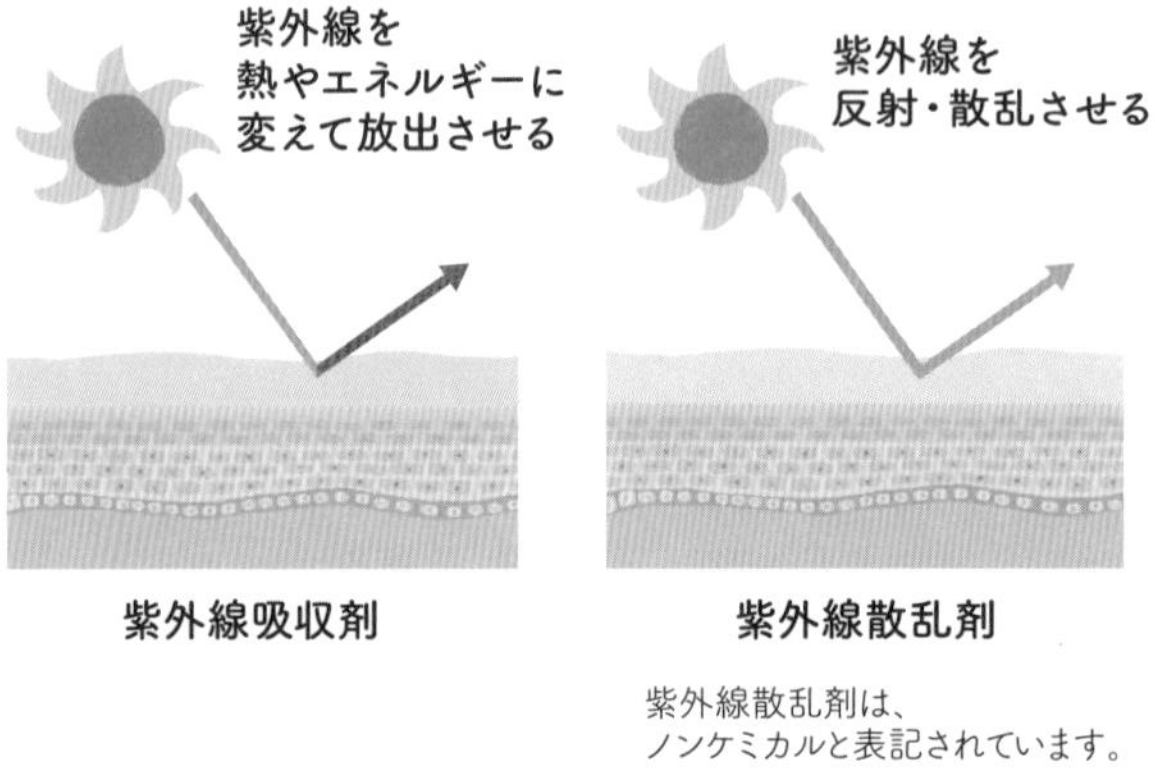
紫外線を
熱やエネルギーに
変えて放出させる
紫外線を
反射・散乱させる
紫外線吸収剤
紫外線散乱剤
紫外線散乱剤は、
ノンケミカルと表記されています。

図14 UVクリーム

●紫外線吸収剤（ケミカル）

吸収した光エネルギーを熱などのエネルギーに変えて放出し、紫外線を防ぎます。ローション、ジェル、スプレーなどの種類があり使用感がいいのですが、成分が肌に刺激になることもあります。

●紫外線吸収剤フリー（ノンケミカル・紫外線散乱剤）

肌の上で紫外線を反射して防ぎます。「ノンケミカル」と表記されています。

白浮き、べたつきがありがちですが、肌への刺激や負担は少ないので敏感肌の方におすすめです。素材として、酸化チタン、酸化亜鉛などがよく使われます。

UVケア～十分量をしっかり塗らないと効果なし

紫外線のブロックには、日焼け止めの塗り方がとても重要です。図15をみて、しっかり覚えましょう。

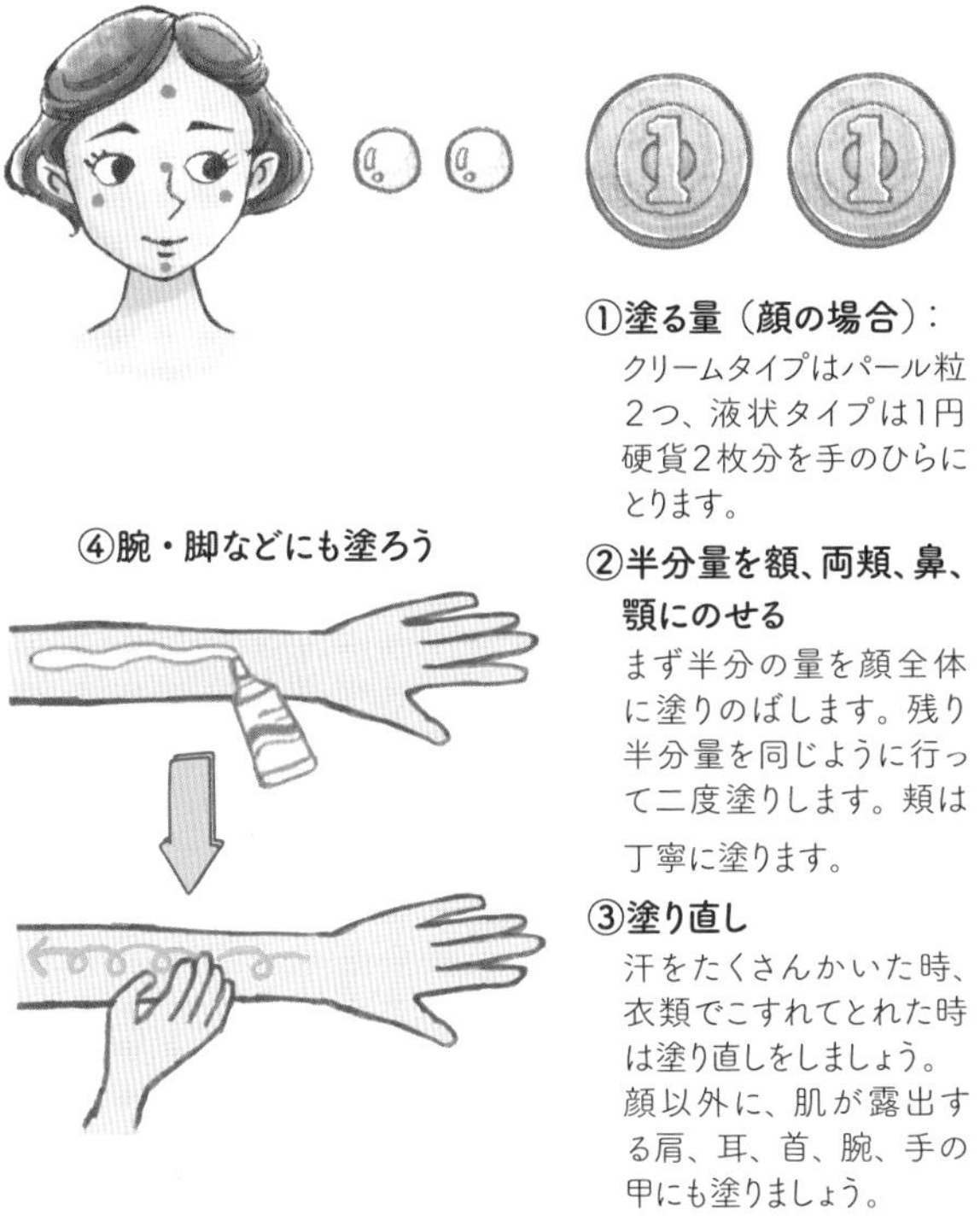
①塗る量（顔の場合）：
クリームタイプはパール粒2つ、液状タイプは1円硬貨2枚分を手のひらにとります。
②半分量を額、両頬、鼻、顎にのせる
まず半分の量を顔全体に塗りのばします。残り半分量を同じように行って二度塗りします。頬は丁寧に塗ります。
③塗り直し
汗をたくさんかいた時、衣類でこすれてとれた時は塗り直しをしましょう。顔以外に、肌が露出する肩、耳、首、腕、手の甲にも塗りましょう。
④腕・脚などにも塗ろう

図15 日焼け止めの塗り方

日焼け止めは、薄く塗れば効果が下がり、厚く塗れば毛穴をふさいでにきびになりやすい。汗で落ちると効果が下がり、ウォータープルーフだと肌荒れが心配。紫外線吸収剤はかぶれやすく、散乱剤は白浮きして使用感が気になる、といったように、日焼け止めの選択は悩ましいものです。購入する前にサンプルで試して、自分の肌に合うものをみつけましょう。

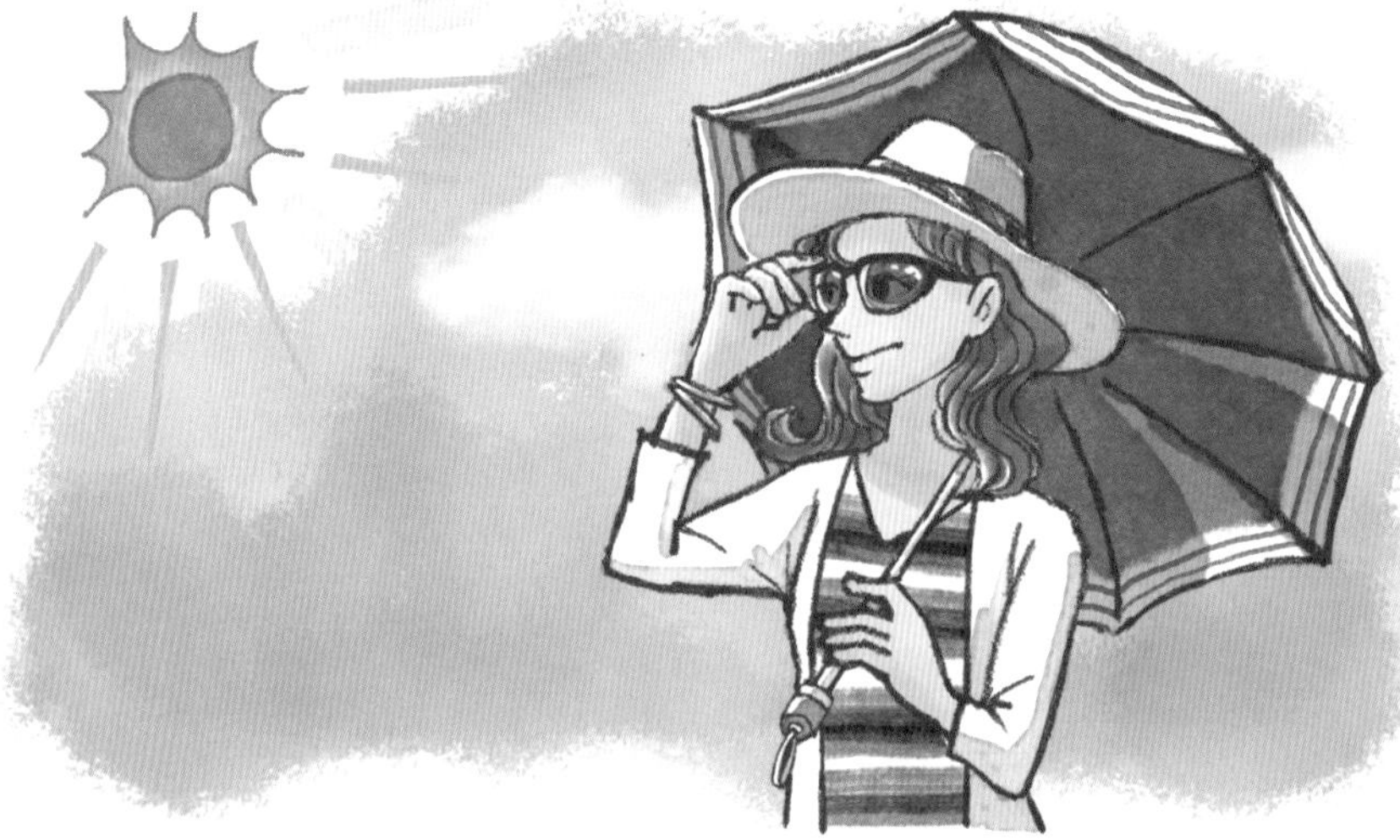

図16 日焼け止めを塗る以外の紫外線対策

1）日傘、帽子をかぶる、衣類で覆う、サングラスをかけるなどで防ぎましょう。
2）紫外線の強い時間帯（10時から14時）の外出をできるだけ避けましょう。

●生活紫外線も要注意

・天気

曇りの日でも晴れた日の6割くらいの紫外線が降り注いでいます。日陰でも空気中で散乱する「散乱光」があり、油断できません。

・室内

紫外線A波はガラスを通過するので、室内や車内でも用心しましょう。

・高度

高原や山の涼しいところでも、高度が上がると紫外線は強くなります。

洗濯物を干す時間、近所の買い物など短い時間でも油断はできません。うっかり日焼けしないようにしましょう（**図16**）。紫外線は貯金のように肌にたまるので、日々の少しの紫外線にも要注意です。

皮膚科で処方される保湿剤と市販の敏感肌用化粧品

敏感肌には角質の乾燥、皮膚バリア機能の低下が共通にみられます。そのため、敏感肌を予防、ケアするには角質の水分をキープする保湿剤は欠かせません。

そこで、医療機関で処方される保湿剤の種類と塗り方のポイントをお伝えします。

またパワフルな保湿成分セラミドが含まれる化粧品についてもご紹介します。

1 保湿剤

医療機関で処方される保湿剤には、主にヘパリン類似物質、尿素軟膏、ワセリンがあります。その特徴について**表1**で簡単に解説します。

同じ内容の保湿剤でもローション、クリーム、軟膏などいろいろな剤形がありますので、季節や部位による使い分けの提案、塗り方のポイントについてもお伝えします。

■保湿剤の使い分け

保湿剤は、季節や体の部位によって使い分けると良いでしょう。

●季節

・春、夏はローションタイプ

・秋、冬はクリーム、軟膏タイプ

汗をかきやすい夏は使用感の良いローションを主に用いて保湿し、乾燥しやすい秋から冬は、油分の多い軟膏やクリームを用いるのもおすすめです。

肌が敏感になっている時は、落ち着くまでは皮膚への刺激が少ないワセリンを用いると良いでしょう。

●部位

手のひらや足の裏、肘・膝などの関節や皮膚角質が厚いところは軟膏やクリーム。

背中やおなかなど広い範囲を塗る時は、伸ばしやすいローションや泡タイプなど使い分けるのも良いでしょう。

	特徴・一般名［商品名］
ヘパリン類似物質	刺激が少なく保湿効果が高い、血行改善効果もある。 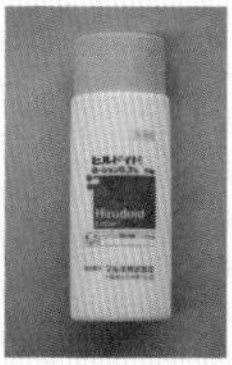 ［ヒルドイド］（ローション） 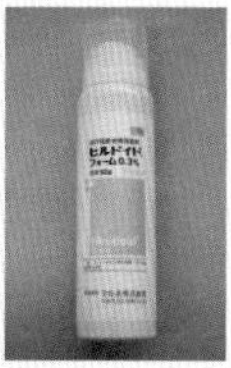 ［ヒルドイド］（フォーム） 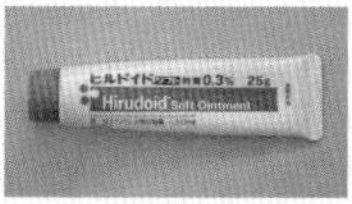 ［ヒルドイド］（軟膏）
尿素（軟膏）	皮膚に傷があると染みるなどの刺激がある。 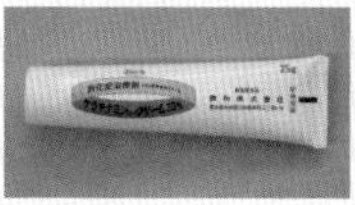 ［ケラチナミン］ 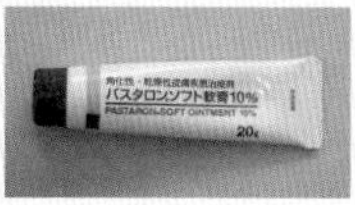 ［パスタロン］ 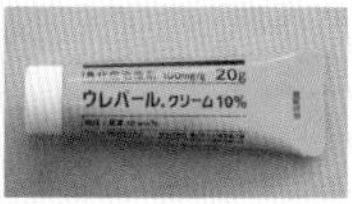 ［ウレパール］
ワセリン・白色ワセリン	刺激が少なくいろんな場所に使える。使う量によってはべとつき感やテカリがある。 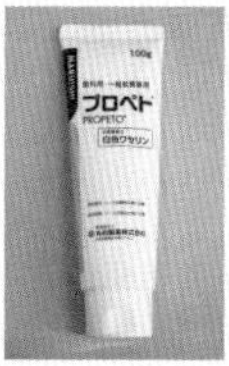 ［プロペト］
その他の軟膏	ワセリンの中に炎症を抑えるアズレンが入っている。 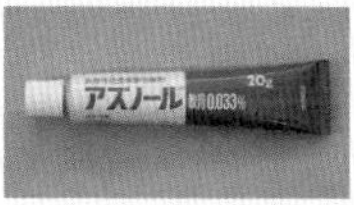 ジメチルイソプロピルアズレン軟膏［アズノール軟膏］ ビタミンが含まれ、しもやけにも用いられる。 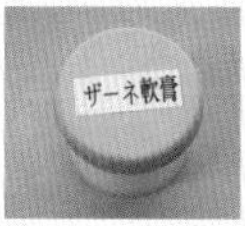 ビタミンA油軟膏［ザーネ軟膏］ 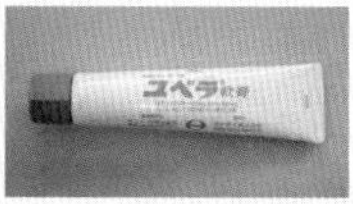 トコフェロール・ビタミンA油軟膏［ユベラ軟膏］

表1　クリニックや病院で処方される保湿剤

■保湿剤の塗り方

①入浴後すぐに塗りましょう

入浴後、水気をふいてから10分以内に塗ると保湿効果が高くなります。

肌が乾燥してしまったら、化粧水などで湿らせてから保湿剤を塗るのも一案です。

②十分な量を塗りましょう

軟膏やクリームは人差し指の先端から第一関節まで、ローション剤は1円玉くらいの量が手のひら2つ分の塗る量（0・5g）になり、FTU（one finger tip unit）と呼んでいます（**表2**）。皮膚にあてたティッシュが落ちない程度、または光が反射する程度に塗るのも一つの目安になります。

③こまめに塗りましょう

塗るのは、入浴後と朝の2回が基本的ですが、手などは手洗いのあとにこまめに塗ると良いでしょう。

クリニックを受診するタイミングをつかめず市販の塗り薬を使用する方もいらっしゃると思いますが、その際に気をつけることは〝かぶれ〟です。

市販の塗り薬でかぶれてしまい、赤くなる、ぶつぶつやかゆくなるなどの肌トラブルで受診される方もいます。そういった症状が出た場合は、まずは皮膚に塗るのを中止してください。

症状が落ち着かない時は皮膚科を受診しましょう。

約0.5g

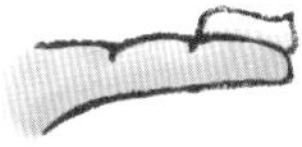

成人の人差し指の先端から第一関節までの長さを押し出した量が約0.5gです。

チューブの穴の大きさ（口径）で量が変わります。

約0.5g

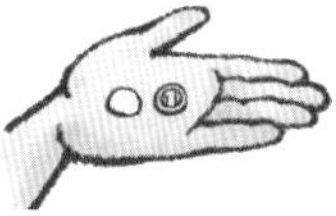

1円玉大が約0.5gに相当します。

約0.5g

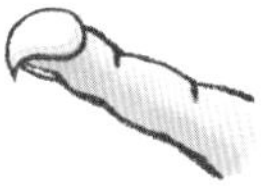

成人の人差し指の先端から第一関節の1/2までの長さをすくった量が約0.5gです。

約1g

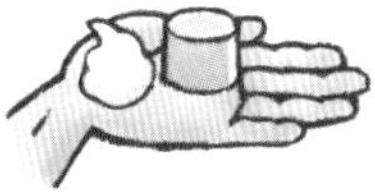

製品のキャップ大の大きさに噴出した量が約1gに相当します。

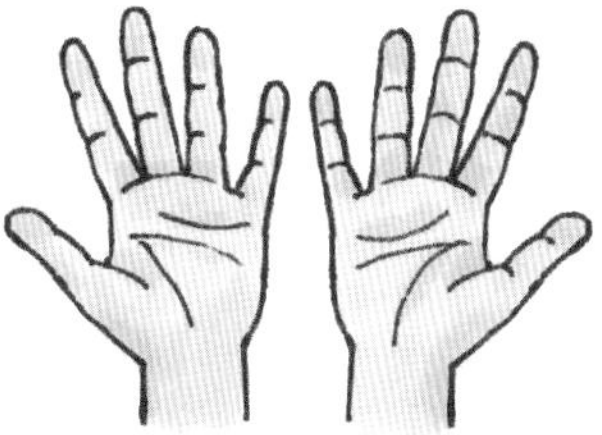

1FTU（0.5g）で
成人の手のひら約2つ分の面積に塗れます。

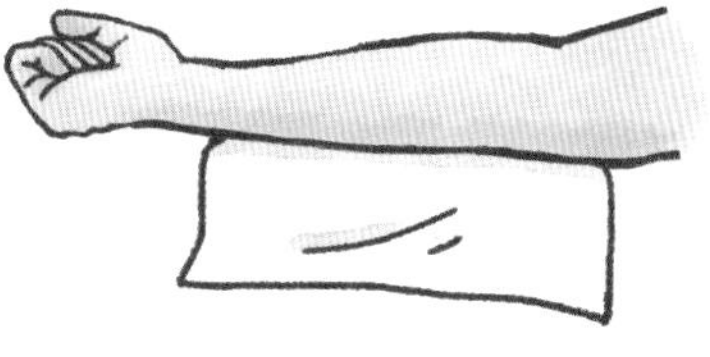

FTU以外の目安は、
塗った部位がテカッと光り、ティッシュペーパーが付着する程度が適量です。

表2　塗る量（1FTU）

2 敏感肌化粧品（セラミド配合）

保湿剤の他に保湿に注目した市販の外用剤や化粧品でのおすすめは、強力な保湿効果のあるセラミドが入ったアイテムです。べたつき感やテカリ、匂い、伸ばしやすさなどの皮膚に塗った時の使用感も、毎日使うのに大切な選択ポイントになります。

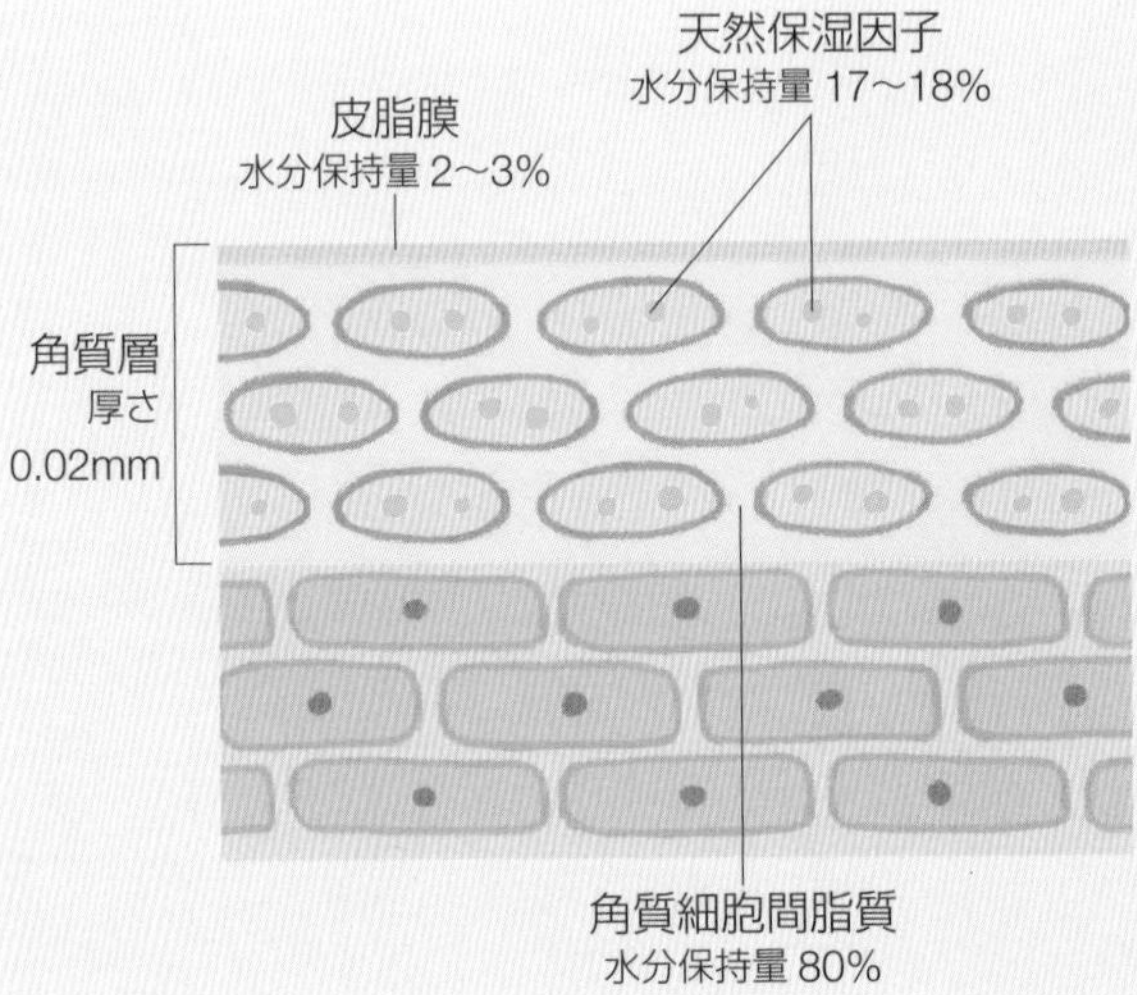

図16 セラミド

●セラミドは保湿力最強

セラミドは、角質の細胞と細胞の間にある細胞間脂質の主な成分です（**図16**）。水分をしっかり挟み込み、角質のパワフルな水分保持力を発揮します。

セラミドは肌の新陳代謝の過程で作られるので、年齢とともに肌代謝が下がりセラミド量も低下します。

セラミド配合の保湿剤や化粧品が市販されていますので、うまくとり入れて肌の保湿を行うのもおすすめです。

第3章

体の内側からのスキンケア

仕事やスマートフォンにしばられ、十分な睡眠や運動をする時間がとれない、お手軽食が多くバランスの良い食事をとれないなどで、肌のくすみ、肌荒れ・にきびができたという経験はありませんか。

食事はとても大切です。なぜなら、食事に含まれる栄養素が肌を作るもと、つまり食べたものがあなたの肌を作るからです。

そして、睡眠。肌のダメージケアと再生のメインテナンスは夜寝ている時に行われます。

良質な睡眠は肌の生まれ変わりを促して健やかな肌を作るのです。

第3章では、健康的な肌を作るための食事、睡眠、体とこころの調子を整える内側からのスキンケアを考えていきます。

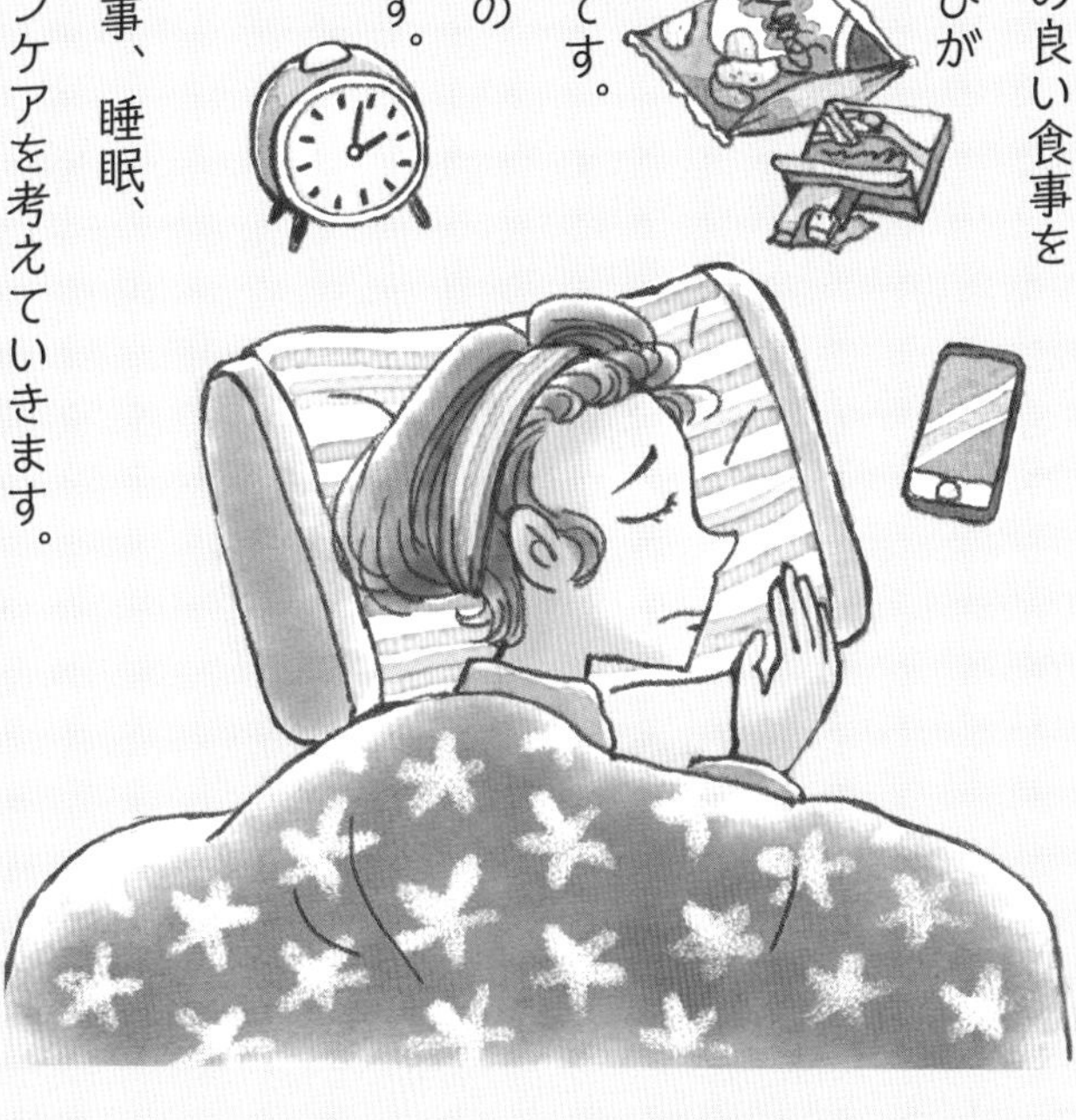

「食事」～健康肌のために大切な栄養素

食べ物と肌の関連について患者さんの関心は高く、「食べ物で気をつけることはありますか」とよく尋ねられます。外からのスキンケアと同様、体の中からのお手入れも大事です。もちろん、肌も体に含まれます。食べ物で体が作られ、肌も作られます。健康肌のためにどんな食べ物をとると良いか、おすすめの栄養成分、避けたい食事のとり方など食事のポイントを紹介します。

肌とダイエットのための食事というと、「野菜が大切」と考えている方は多いようです。例えば、太るからとサラダばかりを食べ、肉や魚などのたんぱく質を避ける食事が続き、「疲れやすくなった」、「こころも肌も不調になった」という経験はありませんか。それは、栄養が偏った結果で、肌には逆効果になります。

たしかにサラダはビタミンを多く含み、コンビニエンスストアなどでも手に入りやすいのですが、健康肌のためには、肌の素材を作るたんぱく質とたんぱく質の働きを助けるビタミンも必要です。つまり、いろいろな栄養素（図1）をバランス良くとることが大切なのです。

1 たんぱく質：皮膚や体の素材を作る

皮膚、髪、爪、筋肉、骨など、体は主にたんぱく質でできています。水分を蓄える天然保湿因

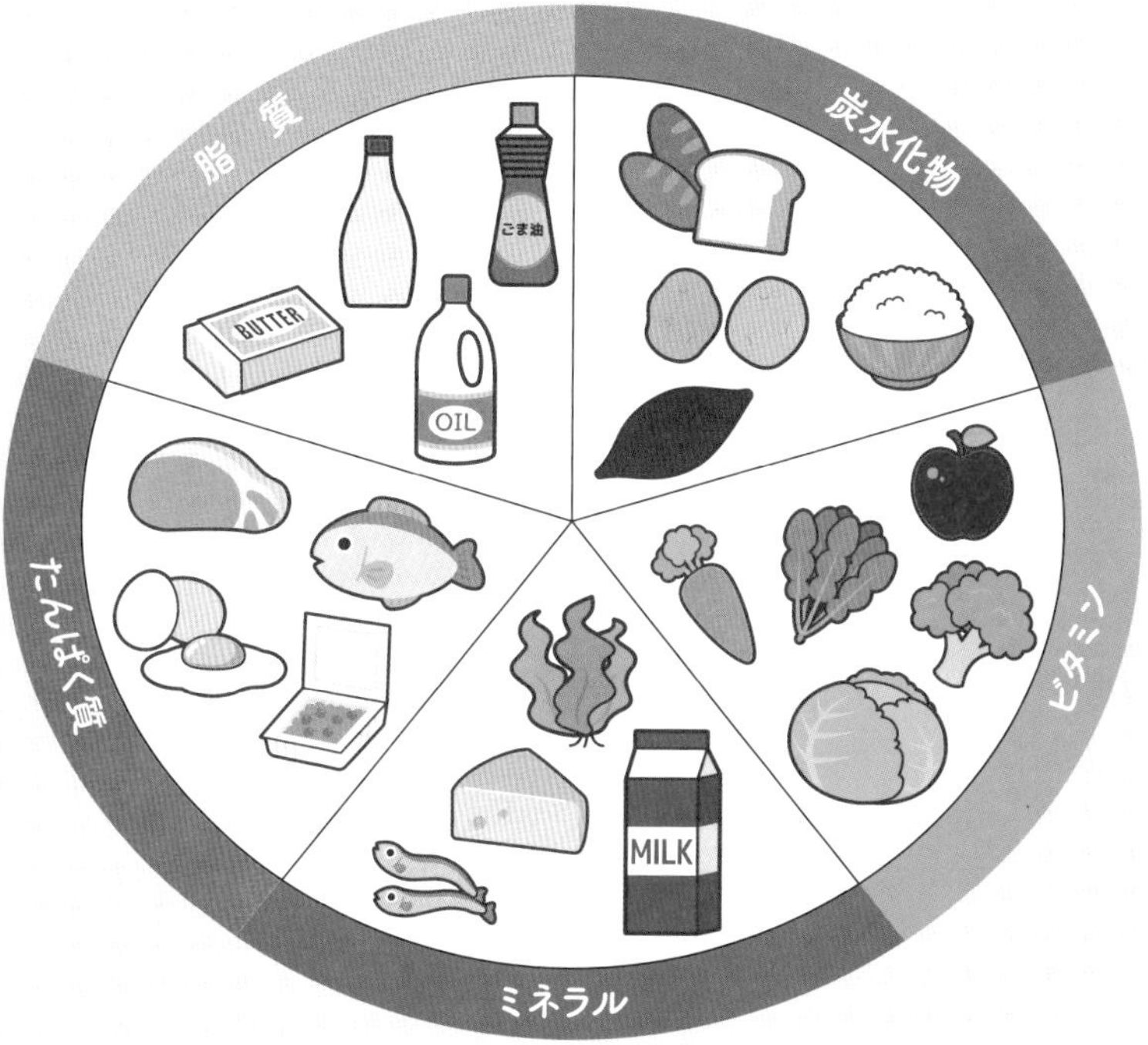

図1 五大栄養素

- **たんぱく質**：体や皮膚は主にたんぱく質でできています。また皮膚のハリや弾力のためのコラーゲンもたんぱく質がもとになっているので、不足すると皮膚のターンオーバーが乱れ肌荒れの原因になります。ハリの維持、たるみ予防にもたんぱく質は必要です。
- **脂質**：体を動かすエネルギーになり、ホルモンや細胞の膜を作り脂溶性ビタミン（ビタミンADEK）の吸収を促します。
- **炭水化物**：脳や体のエネルギー源。糖質（でんぷんや糖類、甘味料）と食物繊維からなり、摂取しすぎると肥満や生活習慣病を招く恐れがありますが、不足すると疲れやすくなるので適度にとりたい栄養素です。
- **ビタミン**：水溶性と脂溶性ビタミンがあり、三大栄養素（たんぱく質、脂質、炭水化物）がスムーズに働き、体の代謝が正常に働くのを助けています。体内で合成できないので食物からとりたい栄養素です。
- **ミネラル**：わずかな量で体の機能を正常にする働きがあり、亜鉛やマグネシウム、ナトリウム、鉄などがあります。

子（natural moisture factor：NMF）の大半はたんぱく質のもとのアミノ酸からできていて、たんぱく質が不足すると、肌がかさかさと乾燥し、髪がパサパサ、爪がもろくなるなどみえる部分が変化しますが、それだけはありません。たんぱく質は、脳内ホルモンにも関係があり、不足すると気持ちが落ち着かない、考えがまとまらない、集中力が続かないといったことも起こります。頭も体も思うようにならなくなってしまいます。

たんぱく質：1日に、体重1kgあたり1gはとりたい

では、1日にどのくらいのたんぱく質を摂取すれば良いのでしょうか。

厚生労働省の「日本人の食事摂取基準2020年版」によりますと、1日に、体重1kgあたり0.66gのたんぱく質をとる必要がありますが、体重1kgあたり1g以上のたんぱく質摂取が望ましく、例えば体重が60kgの方であれば60gのたんぱく質となります（**図2**）。

たんぱく質には、動物性たんぱく質（肉、魚、卵、チーズ、牛乳など）と植物性たんぱく質（納豆、豆腐など）がありますが（**図3**）、両方を食べるとバランスが良いとされています。

たんぱく質には硫黄が含まれていますが、硫黄は、皮膚の保湿成分のコンドロイチンの原料になり、皮膚の保湿に関わりがあります。また成長ホルモンの生成や、睡眠にも関わってきます。

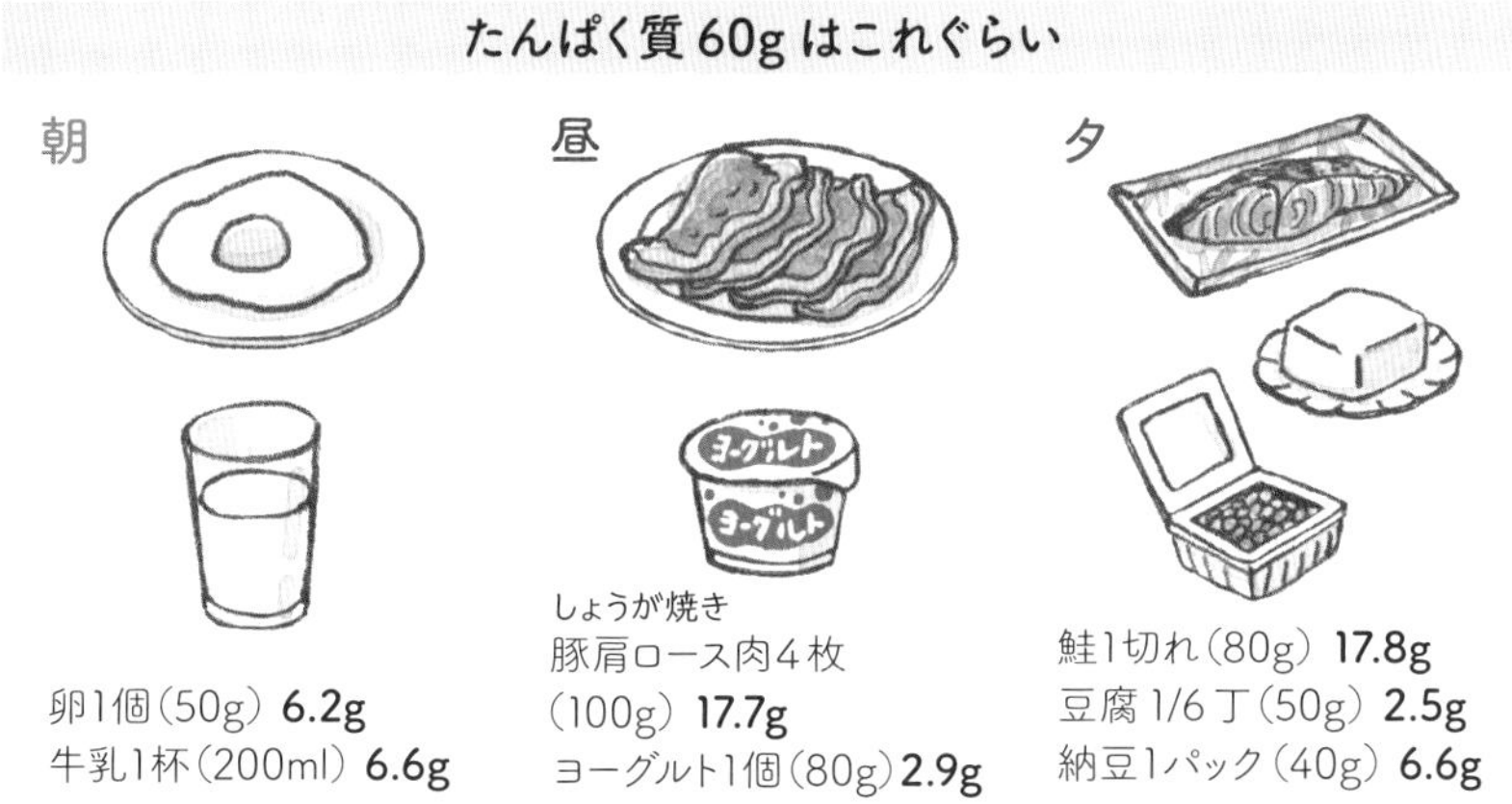

図2 1日にとりたいたんぱく質食材の目安（体重60kgの場合）

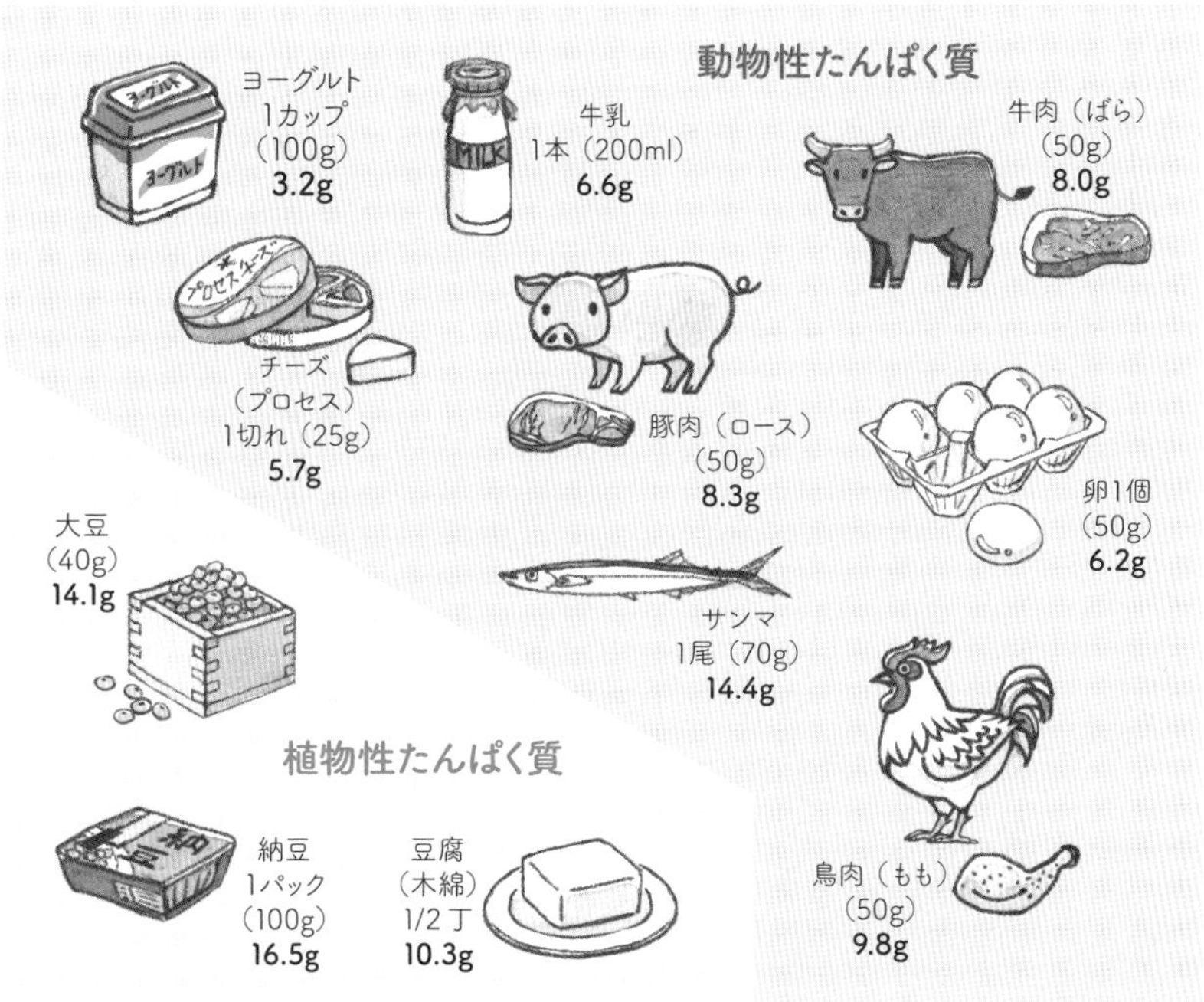
動物性たんぱく質
ヨーグルト
1カップ
（100g）
3.2g
牛乳
1本（200ml）
6.6g
牛肉（ばら）
（50g）
8.0g
チーズ
（プロセス）
1切れ（25g）
5.7g
豚肉（ロース）
（50g）
8.3g
卵1個
（50g）
6.2g
大豆
（40g）
14.1g
サンマ
1尾（70g）
14.4g
植物性たんぱく質
納豆
1パック
（100g）
16.5g
豆腐
（木綿）
1/2 丁
10.3g
鳥肉（もも）
（50g）
9.8g

図3 たんぱく質を含む食材

2 ビタミンACE：体のサビと老化を防ぐ

ビタミンの中でもビタミンA・C・E（ACEエース）は、抗酸化作用があり、肌や体の酸化、エイジングを防ぎます。ビタミンA、C、Eを単独でとるよりも合わせてとる方がお互いに助け合うので効果的です。例えば、トマト、ブロッコリー、パプリカなどの緑黄色野菜に脂溶性ビタミンA／Eの吸収を促すオリーブオイル、えごま油、亜麻仁油などをドレッシングしたサラダはビタミンACEが豊富です。

老化を促す活性酸素による酸化〜いわゆるサビ

体を動かすには酸素を使いますが、その過程で活性酸素ができます。活性酸素はもともとウイルスや細菌から体を守る働きがありますが、一方、肌だけでなく体の血管や細胞をさびつかせて、老化を進めてしまいます。生きている限り活性酸素ができるのは避けられないのですが、紫外線、たばこ、ストレスで増えがちです（図４）。

ビタミンACEには、この肌の老化を促す活性酸素を減らして肌老化を防ぐアンチエイジング効果があります（図５）。

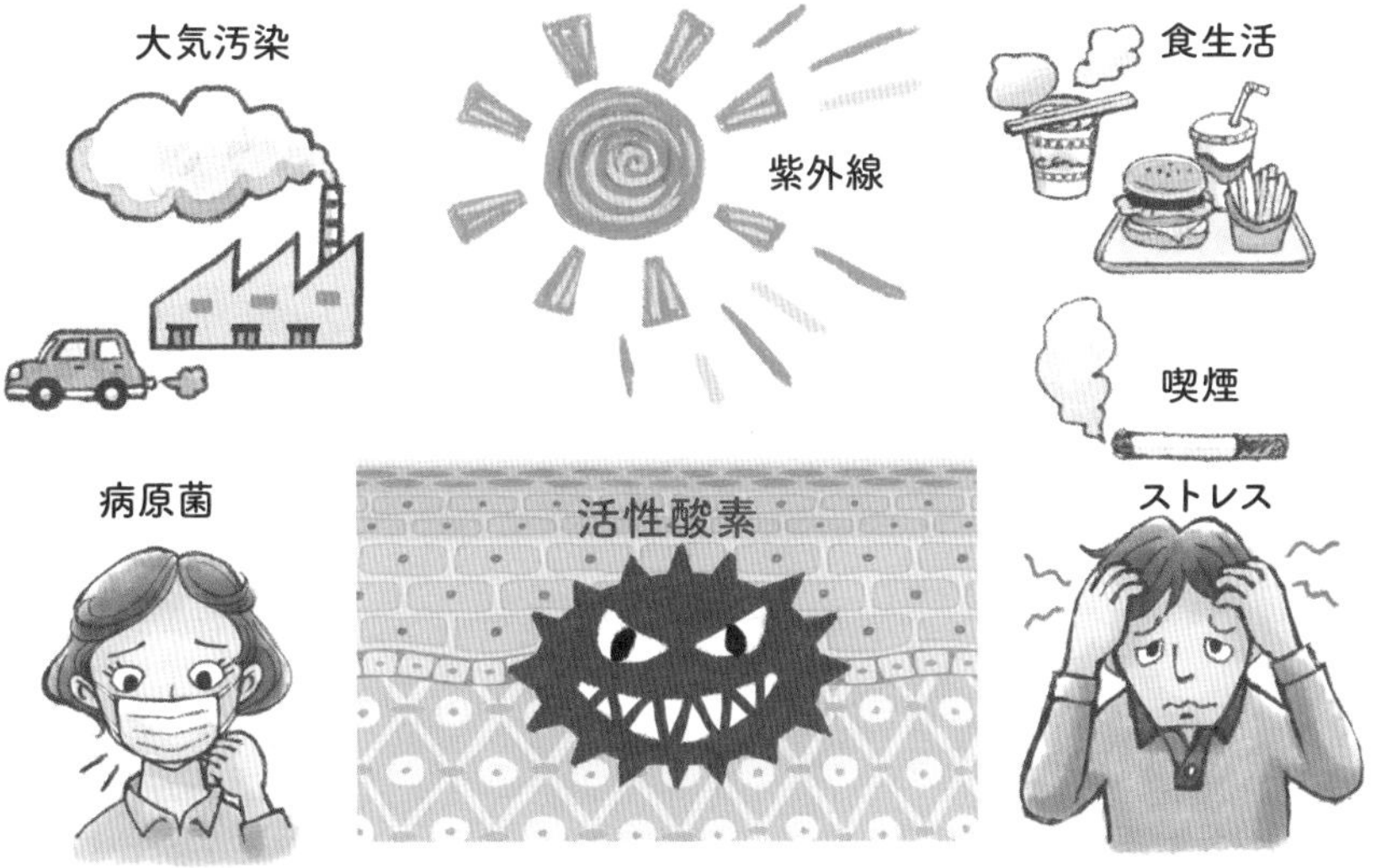
大気汚染
紫外線
食生活
喫煙
病原菌
活性酸素
ストレス

図4 活性酸素によるサビ

紫外線、喫煙、激しい運動、ストレス、汚染物質で過剰に活性酸素ができると体の細胞を攻撃して酸化させる。
→　活性酸素がエラスチン、コラーゲンにダメージを与える。肌のターンオーバーの乱れからメラニンが残りがちになり、メラニン色素が増える。
→　肌の老化が進み、シミ、しわ、たるみ、肌荒れになりやすい。

●ビタミンA

肌や粘膜の抵抗力を高める働きがあります。免疫を調整し、細菌やウイルスから肌、粘膜を守りバリア機能を保ちます。ビタミンAはレバーやうなぎ、緑黄色野菜などに含まれ、植物性食品ではβカロテンとして存在します。1日の摂取量の目安は、緑黄色野菜100g以上です。

【含む食材】

にんじん、かぼちゃ、トマト、ほうれん草、小松菜、モロヘイヤ、春菊、大根の葉、鮭、うなぎなどの魚、レバー(牛、豚、鳥)、マンゴー、アンズなどの果物など。

●ビタミンC

紫外線によるメラニン生成の抑制やコラーゲンの産生を助け、毛穴の

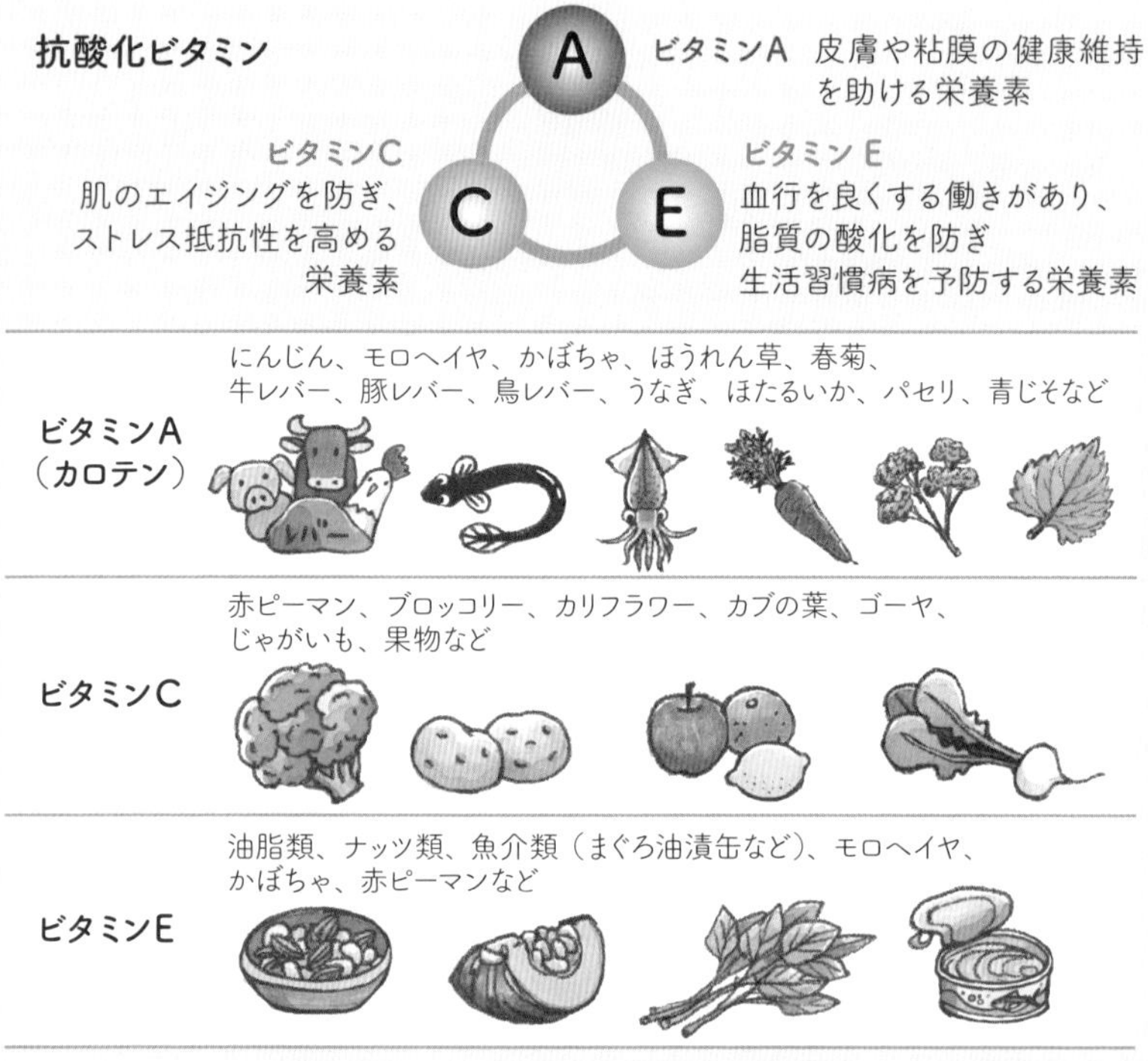
抗酸化ビタミン
A
ビタミンA 皮膚や粘膜の健康維持を助ける栄養素
C
ビタミンC
肌のエイジングを防ぎ、ストレス抵抗性を高める栄養素
E
ビタミンE
血行を良くする働きがあり、脂質の酸化を防ぎ生活習慣病を予防する栄養素
ビタミンA（カロテン）
にんじん、モロヘイヤ、かぼちゃ、ほうれん草、春菊、牛レバー、豚レバー、鳥レバー、うなぎ、ほたるいか、パセリ、青じそなど
レバー
ビタミンC
赤ピーマン、ブロッコリー、カリフラワー、カブの葉、ゴーヤ、じゃがいも、果物など
ビタミンE
油脂類、ナッツ類、魚介類（まぐろ油漬缶など）、モロヘイヤ、かぼちゃ、赤ピーマンなど

図5 ビタミンACEを多く含む食材

引き締め、皮脂分泌抑制の働きがあります。ストレスがあるとビタミンCが消費され、ビタミンCが不足するとストレスへの対抗力が落ちて疲れやすくなります。

【含む食材】

ブロッコリー、赤ピーマン、カリフラワー、カブの葉、ゴーヤ、じゃがいも、キウイ、柿、いちごなど。

●ビタミンE

血行を良くする、肌の新陳代謝を促す、ホルモンバランスを整える、生活習慣病を予防する働きがあります。

【含む食材】

ナッツ類（ナッツの摂取量の目安はアーモンド10粒程度）、穀類、アボカド、かぼちゃ、モロヘイヤ、魚介類など。

3 炭水化物：脳と体のエネルギー源になる

炭水化物は体内に吸収できる糖質と吸収できない食物繊維からできています。低糖質ダイエットブームで、糖質が注目されていますが、炭水化物は脳や体のエネルギーの源です。極端な糖質カットをすると、体もこころもエネルギー切れになってしまいます。特に1日の始まりの朝食は糖質が大事です。例えばヨーグルトにはちみつを加える、牛乳とバナナをミキサーにかけたジュースを飲むなどたんぱく質と糖質を組み合わせたメニューで、脳の働きを促しましょう。

肌のくすみの原因となる糖化～いわゆるコゲ

甘いものや炭水化物はエネルギー源として大切なのですが、とりすぎると肥満につながるだけでなく、体や肌の老化にもつながるので要注意です。肌のコラーゲン、エラスチンといったたんぱく質と余った糖がくっつくと「糖たんぱく質」ができます。この糖たんぱく質により正常なターンオーバーができず、肌が硬くなり、しわ、たるみの原因になります。またメラニン排出ができず肌がくすみがちになります。いわゆる肌の老化を進めるのです（図6）。

糖化が進むと糖化最終産物ＡＧＥｓ（たんぱく質と糖が加熱されてできた物質）になり、シミ、くすみの原因になります。その結果、年齢とともに、ぼんやりくすんだ黄色い肌になりがちです。

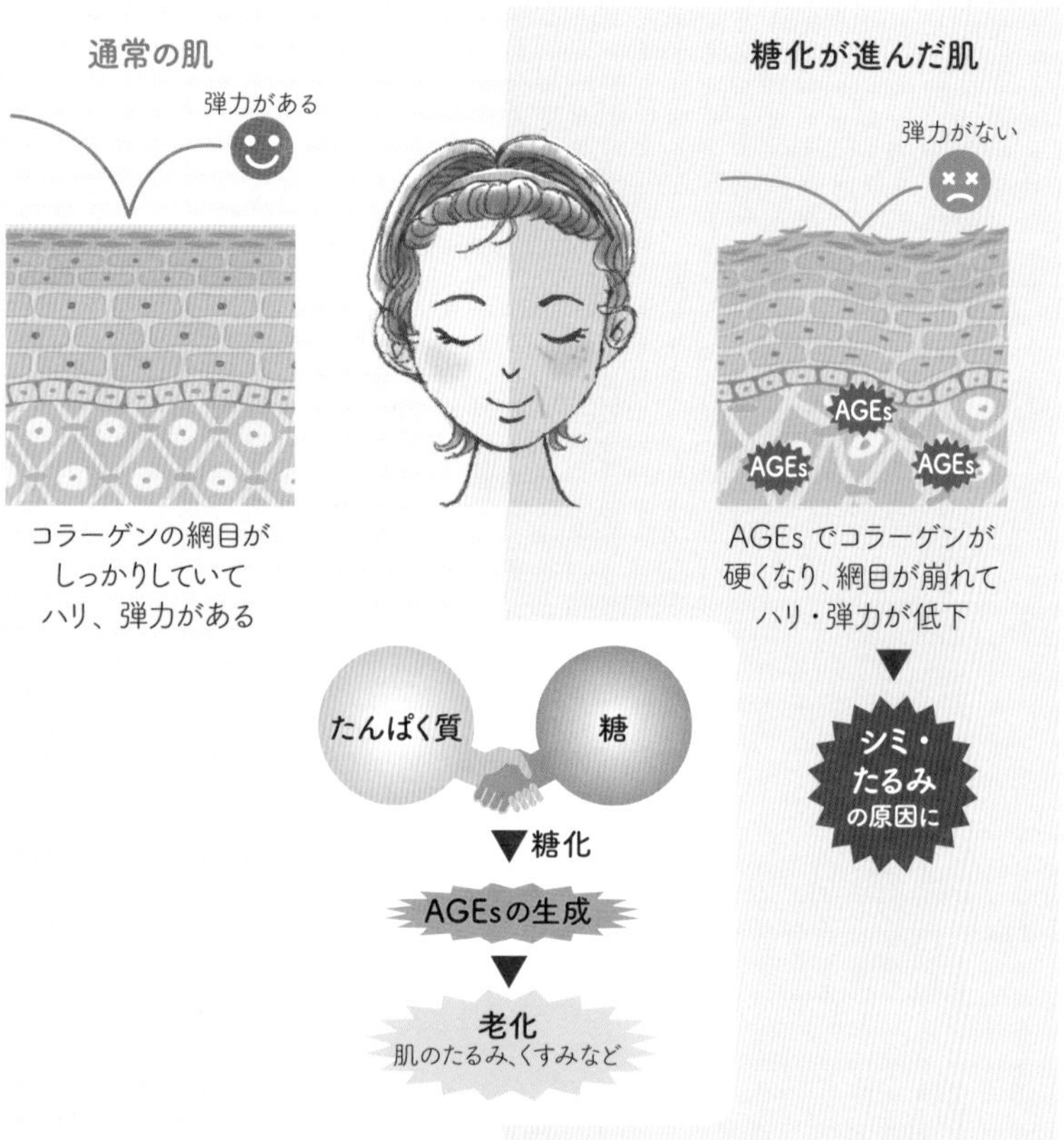

糖化とは？

例えばプリンの茶色いカラメル、ホットケーキの茶色い焼き色は、小麦粉や砂糖の糖質が卵のたんぱく質とくっついてできる糖化。これが肌で起こると、肌が黄色っぽくくすみ、透明感がなくなり、でこぼこした感じになってしまう。

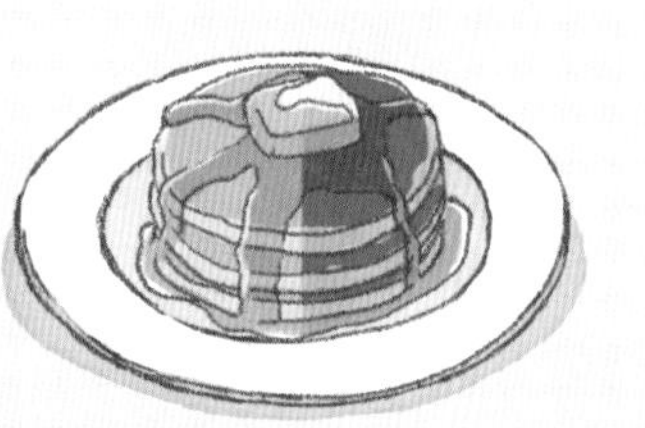

図6 老化につながる糖化（コゲ）

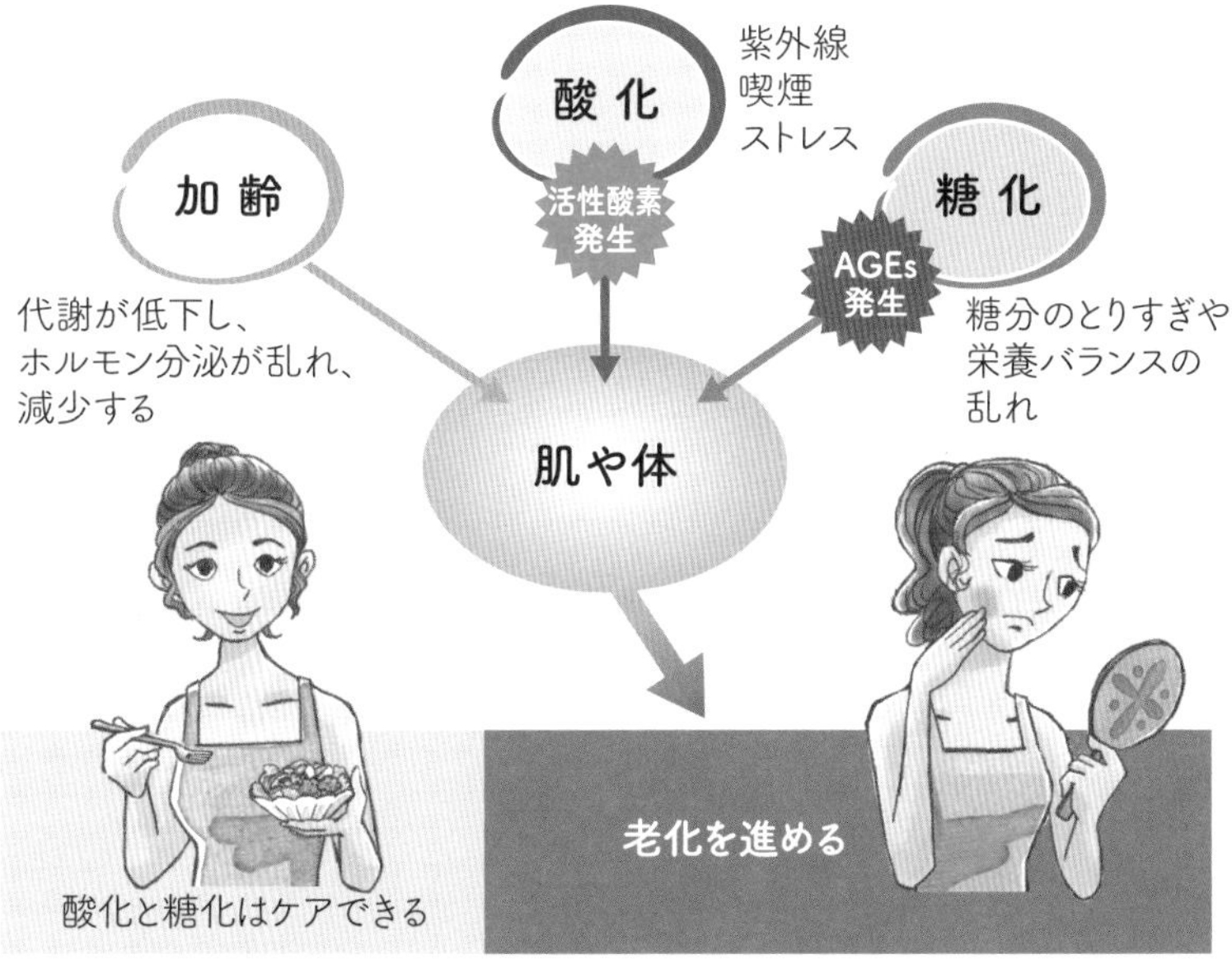

図7 「加齢」＋「酸化」「糖化」で肌老化

こういったことを予防するには、食後の血糖値が急に高くなることを防ぐ工夫が大切です。例えば、食事に十分な時間をかける、食事の初めに低GI*食品をとる、低糖質の食事を心がけると良いと言われています。

糖質は適度にとって、こころも体もハッピーでいたいものです。

*GIとは、炭水化物を含む食品を食べた時の血糖値の上がりやすさを表した指数（グリセミック・インデックス）のこと。94ページのコラム参照。

活性酸素による酸化は「体のサビ」と言われるのに対し、糖化は「体のコゲ」と言われます。肌のエイジングは、年齢による変化の他に、この酸化（サビ）や糖化（コゲ）が加わって起こります（**図7**）。

Column

グリセミック・インデックス

グリセミック・インデックス（Glycemic Index）：GIとは、炭水化物が消化されて糖に変化する速さを表す数値で食品による血糖値の上がり方の違い、糖質の吸収度合いを示しています。1981年にトロント大学のジェンキンス博士が発表した概念です。

食品の炭水化物 50gを摂取した時の血糖値の上昇の度合いを示し、ブドウ糖を 100 とした場合の相対値です。調理法や他の栄養素との組み合わせ、食物繊維の量などで影響されるので1つの目安として考えます。GIが70以上の食品を高GI食品、56～69を中GI食品、55以下の食品を低GI食品と言い、肥満やメタボリックシンドロームの予防の観点から注目されているキーワードです。高GI食品は糖質の吸収が急激で、低GI食品は糖質吸収がゆるやかでインスリン分泌をゆるやかにします。インスリンの過剰な分泌はブドウ糖が肝臓や筋肉、脂肪組織にとり込まれ肥満につながります。

低GI食品には食物繊維を含む野菜、豆類が含まれます。ごはん、パン、麺類の炭水化物が高GI食品に含まれ、血糖値が早く上がるのですぐにエネルギー源として利用されやすい反面、とりすぎは、肥満やメタボにつながります。

低GI食品（55以下）	野菜類	いんげん、たまねぎ、トマト、長ねぎ、キャベツ、ピーマン、大根、ブロッコリー、なす、小松菜、きゅうり、レタス、もやし、ほうれん草、豆腐、納豆など
	穀類・麺類	麦、おかゆ（玄米）、パスタ（全粒粉）など
中GI食品（56～69）	野菜類	かぼちゃ、やまいも、とうもろこし、里いも、さつまいも、ぎんなん、そら豆など
	穀類・麺類・パン	胚芽精米、玄米、もち米、おかゆ（精白米）、ソバ、クロワッサンなど
高GI食品（70以上）	野菜類	じゃがいも、にんじん、グリーンピースなど
	穀類・麺類・パン	精白米、お餅、うどん、食パン、ロールパン、フランスパンなど

まとめ

- 皮膚は主にたんぱく質からできている
- たんぱく質不足で皮膚がかさかさ乾燥する
- たんぱく質は体重1kgあたり1g以上の摂取が望ましい
- 五大栄養素（たんぱく質、脂質、炭水化物、ビタミン、ミネラル）をバランス良く摂取する
- 活性酸素は肌や体をさびつかせ、老化を進める
- 糖質はエネルギー源になるが、とりすぎは肌のくすみの原因になる
- 抗酸化作用のあるビタミンACEをとろう

「睡眠」～良質な睡眠は、美肌のサプリメント

肌荒れやにきびのある患者さんは、忙しくて十分な睡眠をとれず、生活リズムが乱れている方が多いようです。現代はストレスや生活習慣の変化で睡眠時間が十分とれないだけでなく睡眠の質も下がり、大人の4分の1ほどが睡眠に悩みを持つと言われています。

私たちの体は、眠っている間に脳、体、皮膚の老廃物が血液の中に排出され、細胞の新生や修復が行われています。つまり睡眠中に体や皮膚のメインテナンスが行われ、新しく生まれ変わるのです。

良質の睡眠は「美肌のサプリメント」と言われるほど、肌にとってキーポイントになります。

そこで、次に、良質な睡眠をとる工夫や睡眠環境についてお伝えします。

良い睡眠をとるポイント

①寝入りばなの3時間がカギ

22時から午前2時は「肌のゴールデンタイム」と呼ばれ、成長ホルモンが多く分泌され肌再生が進むとされています。しかし、最近では、「寝入りばな」の3時間に成長ホルモンが一番多く分泌されるので、寝始めにしっかり眠れることが大切と言われています。

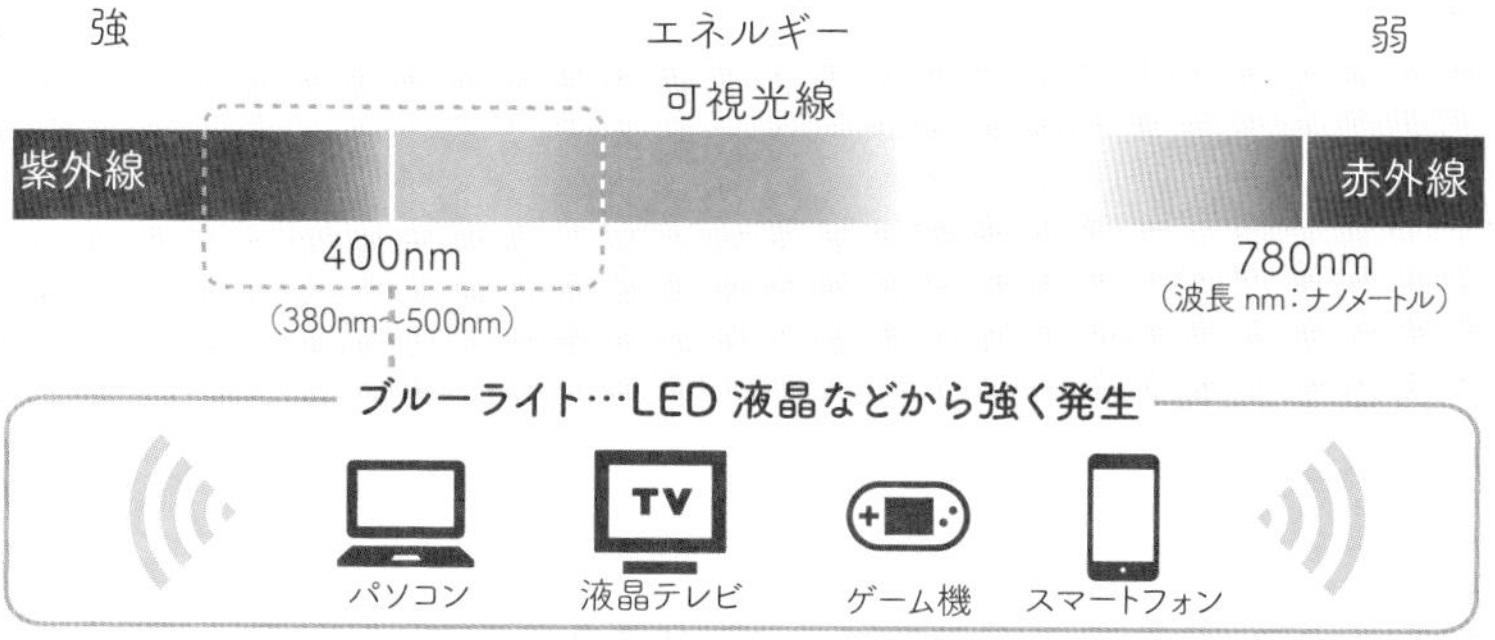

ブルーライトは目にみえる可視光線の中でエネルギーの高い青色の光のことです。スマホやパソコンなどから多く出ていて、睡眠を促すホルモン「メラトニン」の分泌を抑え、体内時計のサイクルを乱して不眠の原因となったり、網膜まで届いて目の疲労の原因になると言われています。
就寝2時間前からブルーライトをカットする工夫をしましょう。

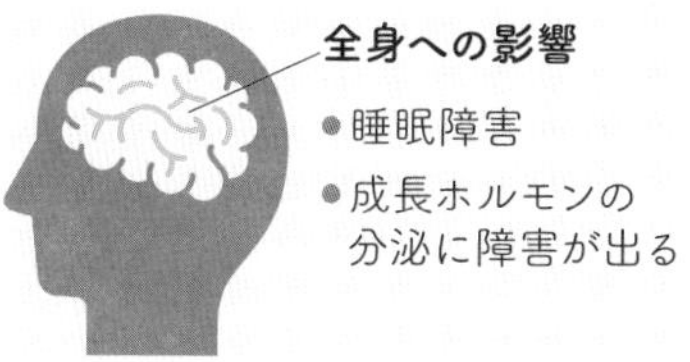

図8 ブルーライトの影響

現代社会では、22時に寝ることは難しい方が多く、現実的には、0時までに寝ること、就寝時間をばらつかないようにすることを心がけると良いでしょう。睡眠サイクルに一定のリズムがあると成長ホルモンの分泌がうまくいきます。

②成長（美肌）ホルモンをたくさん分泌させるには

寝る前にストレスがあるとストレス性ホルモンのコルチゾールにより成長ホルモンの分泌力が下がります。次のようなことに注意しましょう。

- **スマホ・携帯電話、パソコンを枕元におかない**

↓ ブルーライトが脳を覚醒させるので、寝る2時間前より携帯電話やパソコンはみないようにしましょう（図8）。

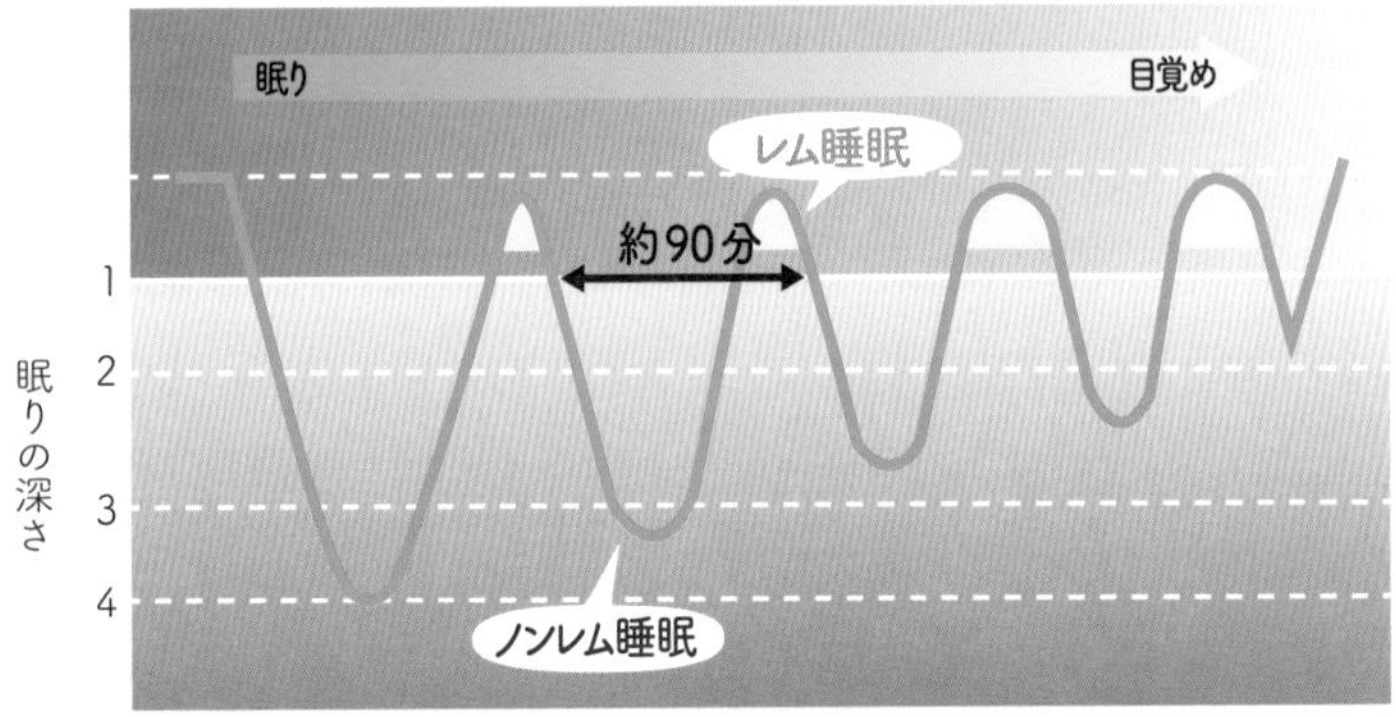

図9 眠りのサイクル

黄色で塗られている部分がレム睡眠で、その間がノンレム睡眠。
ノンレム睡眠は主に脳を休め、レム睡眠は主に体を休める睡眠です。
寝始めの深いノンレム睡眠の時に成長ホルモンがたくさん分泌されます。

- **寝る2～3時間前には食事をすませておく**

↓血糖値が高いと成長ホルモンが出にくい。

- **寝る前には悩み事を考えない**

↓リラックスを促す副交感神経を活動させるには、覚醒させる交感神経を働かせないことです。

③ 睡眠サイクル～ノンレム睡眠とレム睡眠

睡眠には主に脳を休めるノンレム睡眠と主に体を休めるレム睡眠があります。眠りはノンレム睡眠から始まり深い眠りに入り、徐々に浅いレム睡眠に移ります。その後ノンレム睡眠とレム睡眠がペアになり90分から120分サイクルで一晩に3～5回繰り返されます。寝始めの最初の3時間は深いノンレム睡眠が多く、後半になると浅いレム睡眠が増えていきます（**図9**）。

最初の深いノンレム睡眠で脳の回復が集中的に行われるので、この最初の睡眠の質が良いと成長ホルモンの分泌が促され免疫の働きが調整され、肌を含めて心身を健康に保てます。

④睡眠環境を整えよう（図10）

暑さ寒さの不快な感覚、音や光などの脳への刺激はスムーズな寝つきと質の良い睡眠を妨げます。寝室の環境を整えるために次のポイントを確認してみましょう。

・寝室は十分暗い

部屋が明るすぎると目が覚めてしまう人は、遮光効果のあるカーテンやブラインドで部屋が暗くなるようにしましょう。逆に朝起きるのが困難な方は、カーテンを開けて朝の光をとり入れましょう。

パソコン、携帯電話のブルーライトは睡眠ホルモンのメラトニンの分泌を抑え、脳を刺激し覚醒させます。ブルーライトをカットするメガネやスマホ液晶保護フィルムなどを用いて、寝る前の2時間は画面をみるのをひかえましょう。

起床時は朝日をしっかり浴びると、太陽の光を目で受けて、夜の眠りを促すメラトニンというホルモンがしっかり分泌されます。また、朝、起きる時間がまちまちにならないようにすると、眠りのリズムができます。

Column

睡眠負債

毎日の睡眠不足が借金のように積み重なり、生活や仕事の質が下がるだけでなく、うつ病や生活習慣病になるリスクを高めると言われています。
世界初の睡眠障害診断治療施設「スタンフォード睡眠障害クリニック」を開設したウィリアム・C・デメント教授により提唱されました。

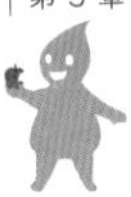

● 寝室の音は気にならない

窓を閉めても隣の物音や道路の車の音が聞こえたり、冷暖房の音や床を歩く音は睡眠を妨げます。川のせせらぎなど揺らぎを含んだリズムを繰り返す自然な音が眠りを誘い、寝つきを良くします。自分が心地良いと感じる音を探してみましょう。

● 寝室の温度、湿度

寝室の温度、湿度は快適でしょうか。夏は25~28度、冬は18~23度、部屋の湿度は1年を通じて50~60%が目安です。エアコンをうまく使って寝入りをスムーズにするのも良い方法ですが、エアコンの風が直接当たると肌が乾燥するので注意しましょう。

● 寝室の香り

リラックスできるアロマオイルやお香を用いるのも良いでしょう。ラベンダー、カモミールなどの香りが適しています。

● 寝具

枕、マットレスは自分の体にフィットしたものを用います。パジャマは柔らかな素材で、肌触りの良いものを選びましょう。

● 空腹、満腹のまま寝ない

空腹を感じると眠りが妨げられます。軽い炭水化物をとると睡眠が促されることもありますが、基本的には食事は睡眠の2時間前までにはすませると良いでしょう。

● 夜、カフェインをとらない

コーヒー、紅茶、緑茶、コーラ、チョコレートなどにはカフェインが含まれ、脳を刺激して覚醒させます。ホットミルクやハーブティーはカフェインレスなので大丈夫。

●寝酒はしない

寝る前の2時間や夜中はアルコールを飲まないようにしましょう。寝つきが良くなることはありますが、夜中に目が覚め、のどが渇きやすくなり不眠につながります。

●軽い運動をする

寝る2時間前までに定期的に運動すると、最初の3時間で深い睡眠が得られます。また寝る前に軽いストレッチやヨガで体を動かすと体温が上がり、体温が下がるころに眠くなります。

●昼間の悩みを寝床で考えない

寝る前に仕事の計画や悩みを考えるのは眠りが浅くなるのでやめましょう。気になることはメモをして翌日考えましょう。

眠れない時は眠ろうと頑張らず、ベッドや布団から離れてリラックスできることをしてみるのも良いでしょう。例えば、雑誌をみたり音楽を聴いたり、ハーブティーを飲むなど眠ること以外のことをしてみましょう。

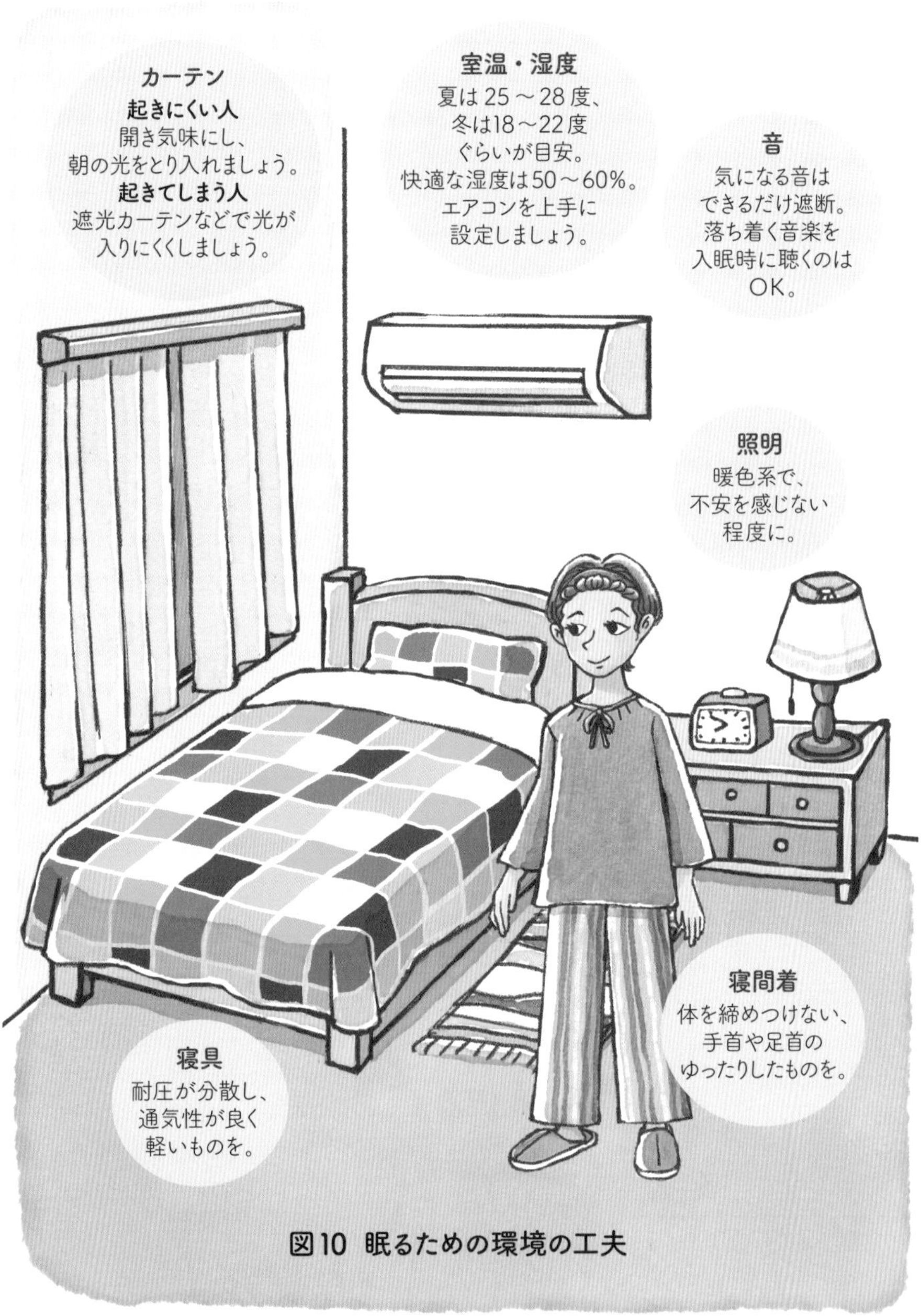
カーテン
起きにくい人
開き気味にし、
朝の光をとり入れましょう。
起きてしまう人
遮光カーテンなどで光が
入りにくくしましょう。
室温・湿度
夏は25～28度、
冬は18～22度
ぐらいが目安。
快適な湿度は50～60%。
エアコンを上手に
設定しましょう。
音
気になる音は
できるだけ遮断。
落ち着く音楽を
入眠時に聴くのは
OK。
照明
暖色系で、
不安を感じない
程度に。
寝間着
体を締めつけない、
手首や足首の
ゆったりしたものを。
寝具
耐圧が分散し、
通気性が良く
軽いものを。

図10 眠るための環境の工夫

第4章

こころのケアで肌ケア

もともと脳と皮膚は同じ部分（外胚葉という細胞）から分かれて作られたものです。同じ神経伝達ホルモンが関わり、お互いに情報を交換しています。

昔から「肌で感じる」「鳥肌がたつ」「肌が合わない」といった言葉があるように、感情と肌はつながりがあります。

恐怖心が強い時や驚いた時は顔が青ざめ、怒りを感じた時や恥ずかしい時は顔が赤くなるなど、肌でこころの状態を表すことがあります。

その反対に不安や緊張がある時は、無意識に手や頬、体に触れてこころを落ち着かせることもあります。

第4章では「こころと肌」「脳と皮膚」のつながりに注目して、ストレスがある時に自分でできるこころと肌のセルフケアを提案します。

ストレスマネジメントで肌ケアを行い、その反対に肌のケアでストレスに対処する方法です。こころと肌の良いスパイラルを作っていきましょう。

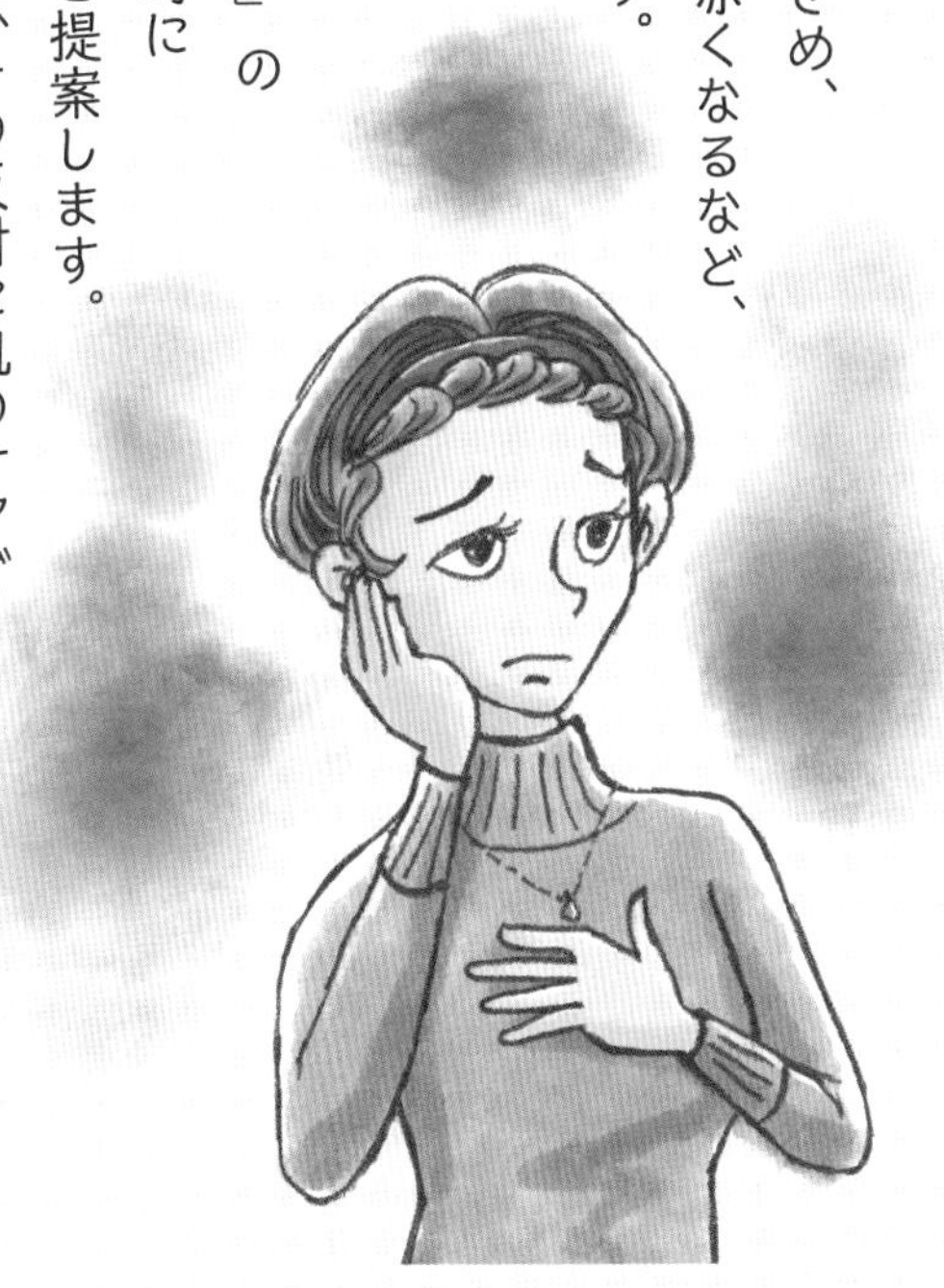

ストレスが肌のバリア機能を低下させる

ストレス状態とストレッサーの関係をわかりやすく例えると、ゴムまりを押してできる凹んだ緊張状態がストレス状態で、凹ませている指がストレッサーになっています。

ストレスを受けると私たちの体の内分泌系、自律神経系、免疫系の3つのチャンネルが影響を受けます（図1）。

ストレスを受けると脳の中の視床下部からホルモンが分泌され、下垂体、副腎皮質を経てコルチゾールというホルモンが副腎皮質から分泌されます。また、自律神経が戦闘モードの交感神経優位な状態となりアドレナリンが放出されます。末梢の血管は閉じ、脳に血液が集まり頭が冴え、五感が研ぎ澄まされます。「腹が減っては戦はできない」ので、空腹を感じないように胃腸の働きは抑えられます。生きるか死ぬかの時に、細菌と戦うなど差し迫った戦いに不要なところは手薄になるので免疫が抑えられます。

ストレス状態が短期間ならば難局を乗り越えたあとで休息でき、元の状態に回復できます。しかし、現代社

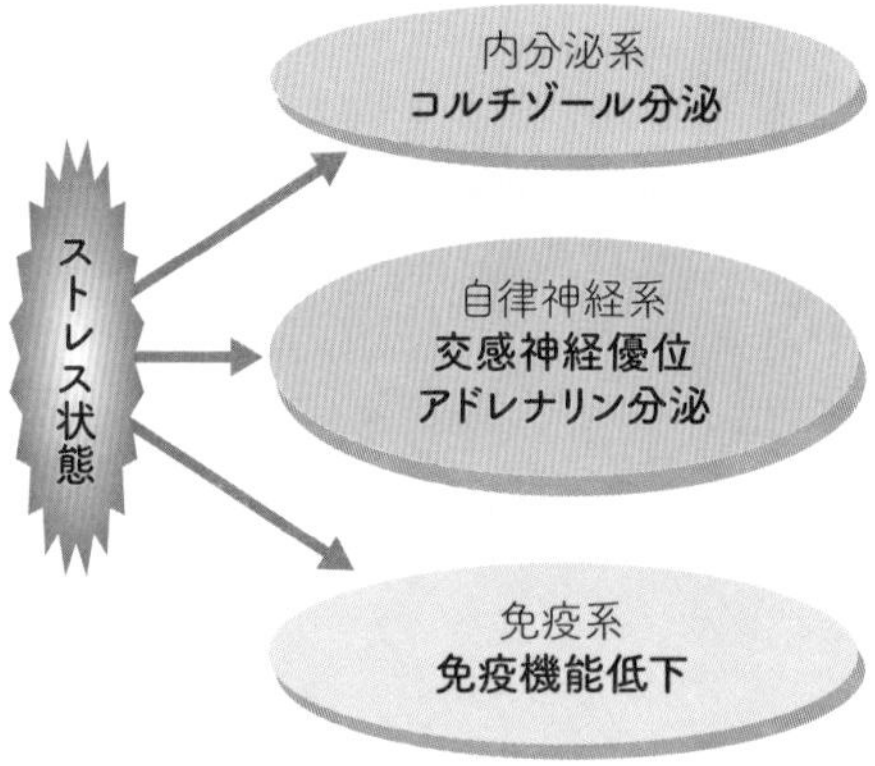

図1 ストレスの影響を受けるチャンネル

会のストレスは複雑に絡み簡単には終わらないので、頭が冴え続けて眠れなくなったり、胃腸の不調を感じたり、感染症にかかりやすくなってしまいます。

ストレスは大きく分けて3つ

ストレスとは、外から刺激を受けて緊張した状態になっていることで、大きく、環境、身体的、心理社会的ストレスに分けることができます。

①環境的なストレス
- 温度変化：暑い、寒い
- 騒音、混雑
- 紫外線、排気ガス、公害物質、酸素不足
- たばこ

②身体的なストレス
- 体調不良
- 食生活の乱れ
- 疲労
- 睡眠不足など

③心理社会的ストレス
- 人間関係や仕事上のストレス
- 家庭問題
- 多忙

ストレス状態での皮膚は

ストレスで交感神経が活発になりアドレナリンが分泌されることで皮膚の血管が収縮して皮膚への酸素や栄養供給が少なくなります。そのため肌再生・ターンオーバーの不調やバリア機能低下から肌荒れを起こしやすくなります。

またストレスホルモンのコルチゾールが分泌され男性ホルモンが増えることで皮脂の分泌が高まります。皮膚の免疫力が弱くなりアクネ菌によるにきびができやすくなったり、とびひなどの細菌感染やヘルペスなどのウイルス感染症にかかりやすくなったりします。また、ストレスを受けると体の中で活性酸素ができて、コラーゲンやエラスチンにダメージを与え、肌のハリが低下し肌老化を促すと言われています（**図2**）。

Column

ストレスがある時のサイン

心理面：元気がない、気分が沈む、イライラする、不安になる、集中力が低下する

身体面：疲れやすくなる、頭が痛い、肩がこる、動悸がする、息切れする、眠れない、発汗する、食欲がない、肌荒れ

行動面：酒やたばこの量が増える、仕事の失敗が増える

こういったサインがある時は、ストレスを感じている状態かもしれません。
思い当たるところがないか、自分に注意を向けてみましょう。

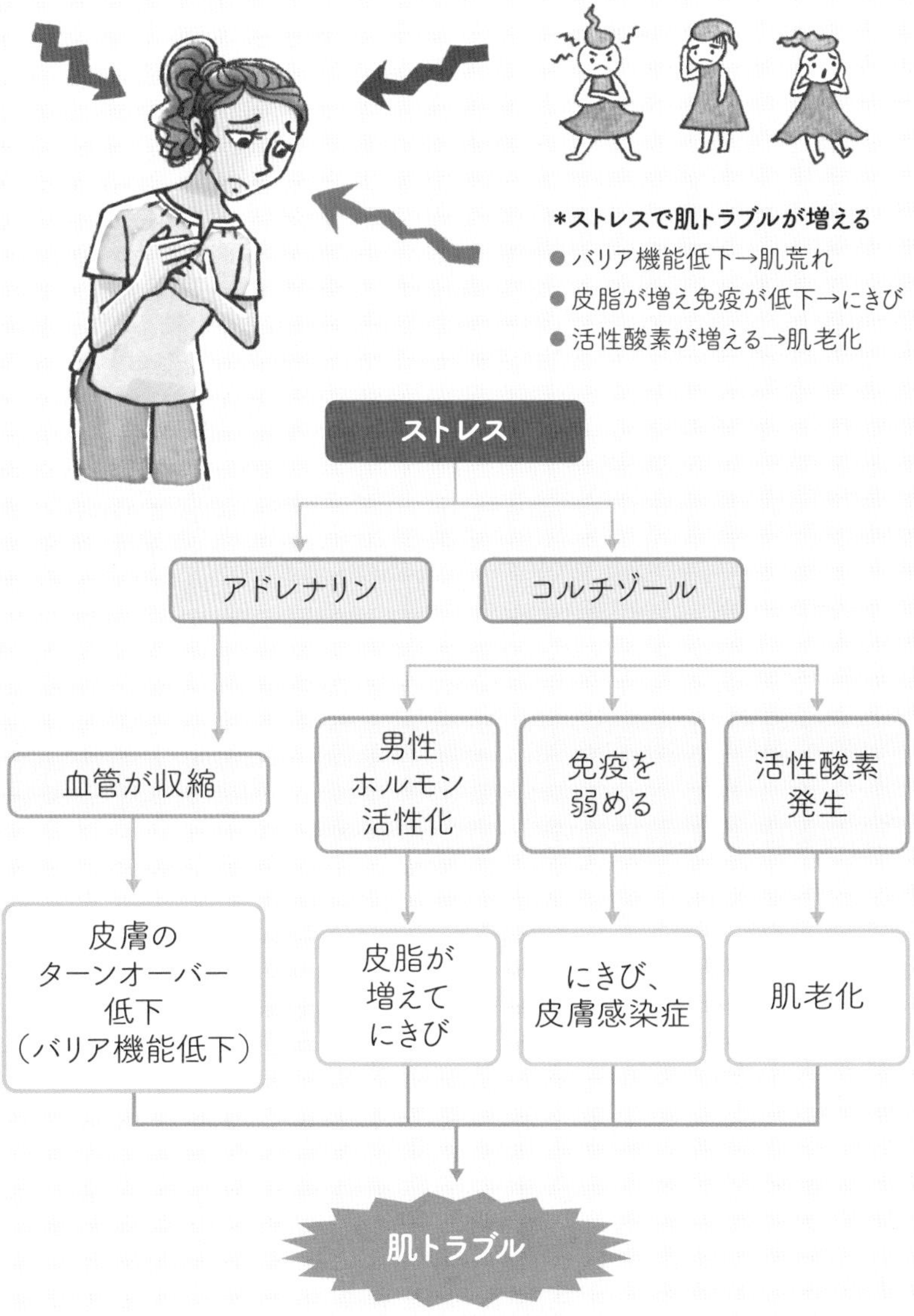

図2 ストレスによる肌トラブル

ストレス対策は、生活習慣を整えること

現代人にとって、ストレスは切っても切れないものになっていますが、どのようにコントロールしていけば良いのでしょうか。

●ストレスサインを感じたら早めのセルフケア

・まずは一休み

ストレスサインを体とこころで感じたら（106ページのコラム参照）早めのセルフケアを行いましょう。

まずは焦らないで一休み。気持ちが、焦りで空回りしないように、うまく休めるように工夫してみましょう。

・リラックスする時間を作りましょう

少し元気が出てきたら、気持ちが楽になることやリラックスできる時間を日常生活に持つことを増やしてみます。「体の休養」の他に「こころの休養」も大切です。例えば、軽く体をストレッチする、好きな音楽を聴く、好きなアロマを炊く、ゆったりと入浴する、マッサージやストレッチをゆっくり行うなど五感を刺激するような方法が役に立ちます。

●生活習慣を整える

・バランスのとれた食事

・適度な運動

ストレスとうまくつき合うには、毎日の生活習慣を整えることが大切です。バランスのとれた食事や良質の睡眠、適度の運動がストレスへの抵抗力を高めます。何となく元気が出ない、やる気になれないという時は、食事を見直してみましょう。

ストレスホルモンであるコルチゾールが合成される時にビタミンCが消費されるのでパセリ、ブロッコリー、レモンなどビタミンCを多く含む食物を十分にとりましょう。

カルシウムは脳神経の興奮を抑える働きがあり、不足すると、イライラしやすくなります。牛乳、チーズ、小魚、サクラエビ、大豆製品などカルシウムを多く含む食物の摂取を日ごろから心がけ、体内のカルシウムの在庫をキープしておきましょう。

●良質な睡眠

体の休養には質の良い睡眠が欠かせません。日本人は世界で一番睡眠時間が短いという統計があります。特に女性は短い傾向がありますが、睡眠時間が6時間に満たないと、うつ病になりやすくなるというデータもあります。良質な睡眠のとり方について見直してみましょう（99ページ参照）。

五感を刺激するストレス解消法

①アロマ：香りはリラックスできるものを用いる

アロマテラピーは植物から抽出した天然の精油を用いて、その香りや成分の働きで自律神経（交感神経の興奮を抑えて、副交感神経を優位にする）やホルモン、免疫調節にマイルドに働きかけ、リラクゼーション効果をもたらしたり、自然治癒力をアップすることなどでこころと体の不調を整えます（**図3**）。

気持ちをリフレッシュさせ、脳をリラックスさせることで睡眠を促すなどの働きも報告されています。

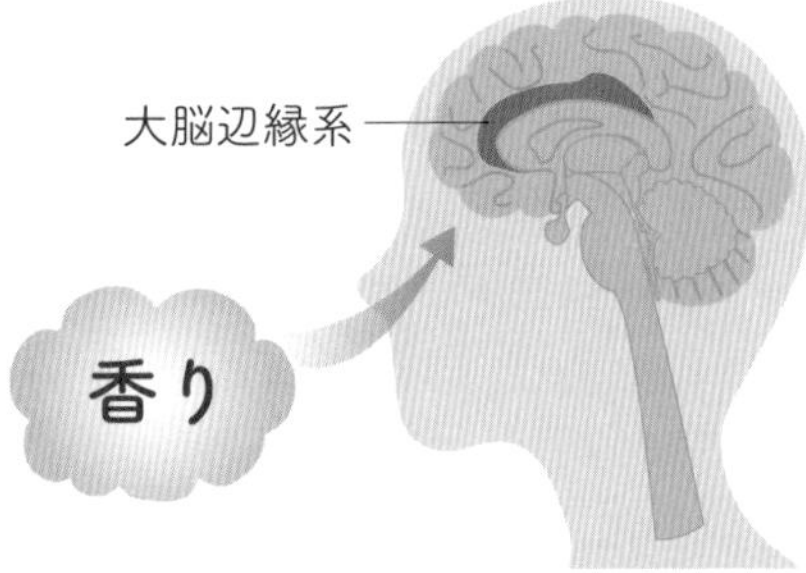

精油の香りが鼻から入り、その香りの刺激がホルモンや自律神経、免疫を調節する大脳辺縁系に伝わり、こころと肌、体の調子を整えていきます。

図3 アロマの効果

Column

香りを日常生活にとり入れてみましょう

- ハンカチやティッシュに精油を数滴垂らせば、お部屋だけでなく外出先でも香りを楽しめ気分転換になります（ハンカチはシミになる場合もあるので注意して）。
  おすすめの精油はラベンダー（寝つきが悪い時に心身ともにリラックス効果）、ペパーミント（気分すっきり効果）。
- 入浴時、バスタブに精油を数滴垂らせば、皮膚からも成分が体に浸透します（濃縮しすぎで刺激にならないように注意して）。
  おすすめの精油はラベンダー（リラックス効果）、ゼラニウム（ストレスを和らげ肌荒れ予防効果）。

*香りの好みは人それぞれなので、自分が好きな香りと感じることが大切です（**表1**）。

種類	効果・効能	代表的なアロマ
ハーブ系	さわやかで清涼感のある香りが特徴。呼吸器系に作用する。	ハッカ、ペパーミント、クラリセージ 、ローズマリー
柑橘系	オレンジなどに代表される、みずみずしくさわやかな香り。心身のリフレッシュに最適。	オレンジ、レモン、グレープフルーツ、ライム
フローラル系	いわゆる花の華やかで甘い香りが特徴。リラックス効果が得られる。	ローズ、ラベンダー、ゼラニウム、ジャスミン
樹脂系	甘く濃厚な香りのものが多く、香りの持続性も長い。フローラル系よりも高いリラックス効果が特徴。	フランキンセンス、ミルラ、ベンゾイン
スパイス系	ピリッとした香りで、心身のリフレッシュに加え、防腐作用があり胃腸に良い。	コリアンダー、ブラックペッパー、ジンジャー
樹木系	森林の中にいるような、緑の清涼感あふれる香りが特徴。鎮静、消毒などの作用あり。	ヒノキ、ユーカリ、シダーウッド、ティートリー
エキゾチック系	お香に使われるようなアジアの異国情緒を彷彿させる香り。気分を落ち着かせる効果がある。	イランイラン、サンダルウッド(白檀)、パチュリー、ベチバー

表1 アロマの種類とそれぞれの効能

② 入浴：保湿成分が流れている？

「あなたはいつも、どのくらいの時間お風呂に入っていますか」

10分？　20分？　30分以上入浴しているという人も少なくないでしょう。

入浴には、血行が良くなることで冷えや肩こりの改善、リラックス効果、新陳代謝アップ、睡眠の質を高めるなどの効果がありますが、一方で、適切でない入浴法を続けると肌の乾燥や肌荒れを招きかねません。

固めのタオルでゴシゴシこすると乾燥肌や色素沈着を招くので、敏感肌の方は手で洗うのも一つの方法です。

お湯の温度は、42度以上では肌の皮脂や保湿成分が少なくなり、肌の乾燥を招きます。熱めのお風呂が好きな方は、要注意です。

さらに、高い温度の入浴で交感神経が（副交感神経よりも）優位に働くために、リラックス状態とは逆に脳が覚醒し、血管が収縮して血行が悪くなってしまいます。また、寝る前に交感神経が活発に働いてしまうと、かえって寝つけず睡眠の質が下がることもあります。

そこで、38〜40度くらいのお湯に10〜20分程度浸かるのがおすすめです。血行が促進され、新陳代謝が活発になります。さらに不要な老廃物がじんわりと排出されやすくなります。

入浴後は、肌の乾燥が急に進みますので（**図4**）、保湿ケアは入浴後10分以内に行うと保湿効果が上がります。

就寝の1〜2時間前に入浴すると、交感神経優位から副交感神経優位に切り替わった状態で自然に体温も下がっていき、ゆったりと眠りにつくことができるでしょう（**図5**）。

図4 入浴後の肌の水分量の変化

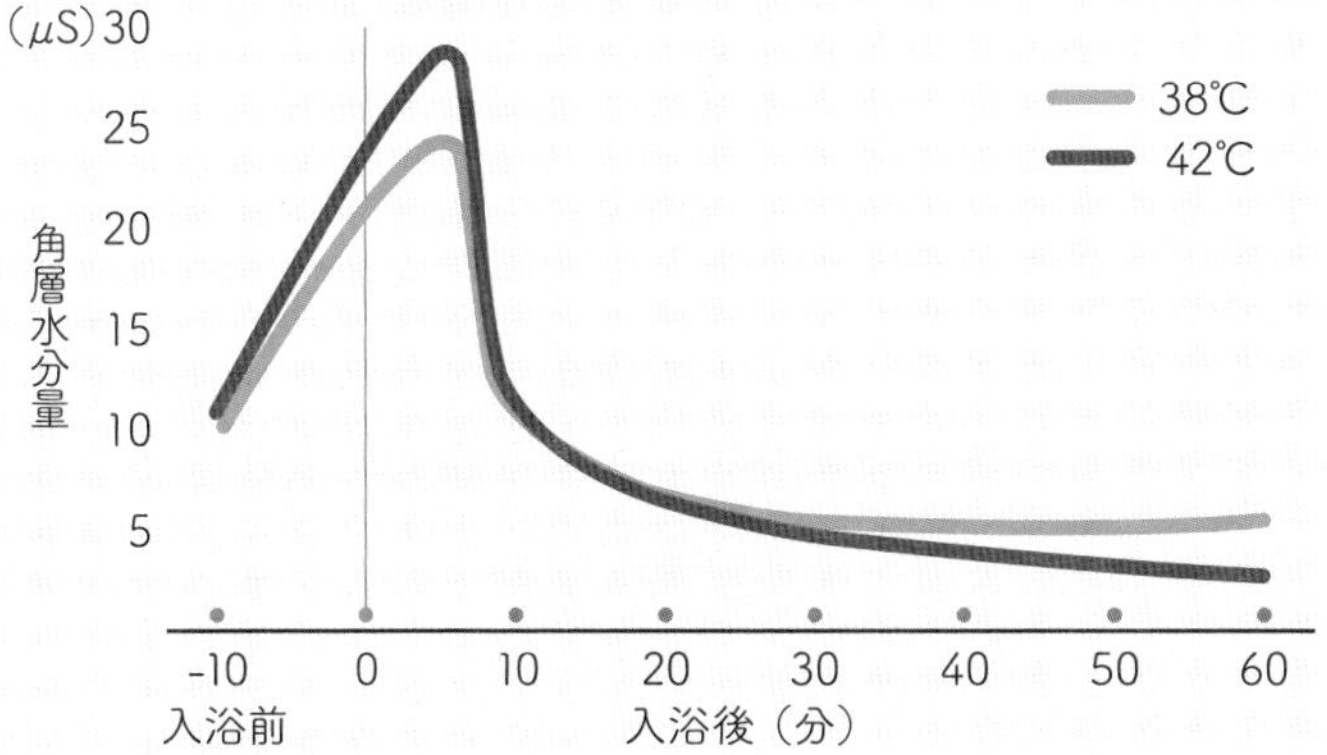

（データ：日本薬学会第130回，株式会社バスクリン）

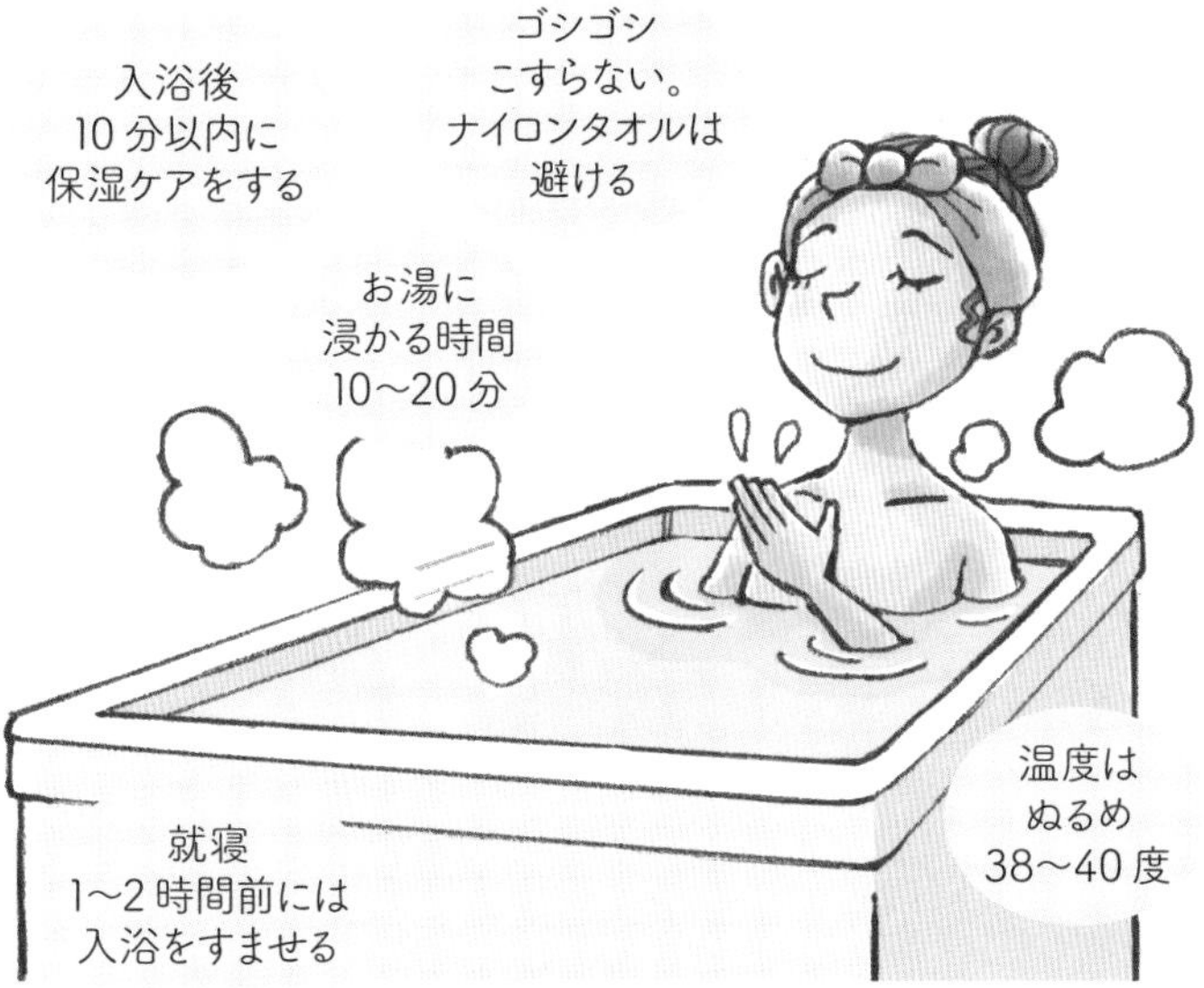
入浴後
10分以内に
保湿ケアをする
ゴシゴシ
こすらない。
ナイロンタオルは
避ける
お湯に
浸かる時間
10〜20分
温度は
ぬるめ
38〜40度
就寝
1〜2時間前には
入浴をすませる

図5 入浴のポイント

熱いお湯に長い時間浸かると
- 肌荒れ：バリア機能が低下、皮脂や保湿成分が流れてしまう
- 睡眠の質が下がる：交感神経が働いて寝つきが悪くなる

③マッサージ：癒しホルモンのオキシトシンを意識して

肌に触れることで、脳からオキシトシンというホルモンが放たれます。オキシトシンは愛情ホルモン、癒しホルモン、絆ホルモンとも呼ばれ、今、注目されています。

もともとは分娩や授乳時に分泌され、母性行動に関わるとされていましたが、最近では、さらに親子、パートナー、友人といった他者と良い関係を築き交流を持つことを促したり、ストレスに対してこころと体の不安を和らげ、ストレスへの抵抗性を高めてくれる働きがあることがわかってきました。つまりオキシトシンがたくさん分泌されると対人関係がスムーズで社会行動が活発になり、不安やストレスを感じにくくなります。

オキシトシンの分泌は、家族や友人と食事をする、暖かく励まし合う、優しく触れ合うといった心地良い刺激により増えます。また犬などのペットと触れ合うことも効果的です（**図6**）。

皮膚の心地良い接触では、相手との関係性や

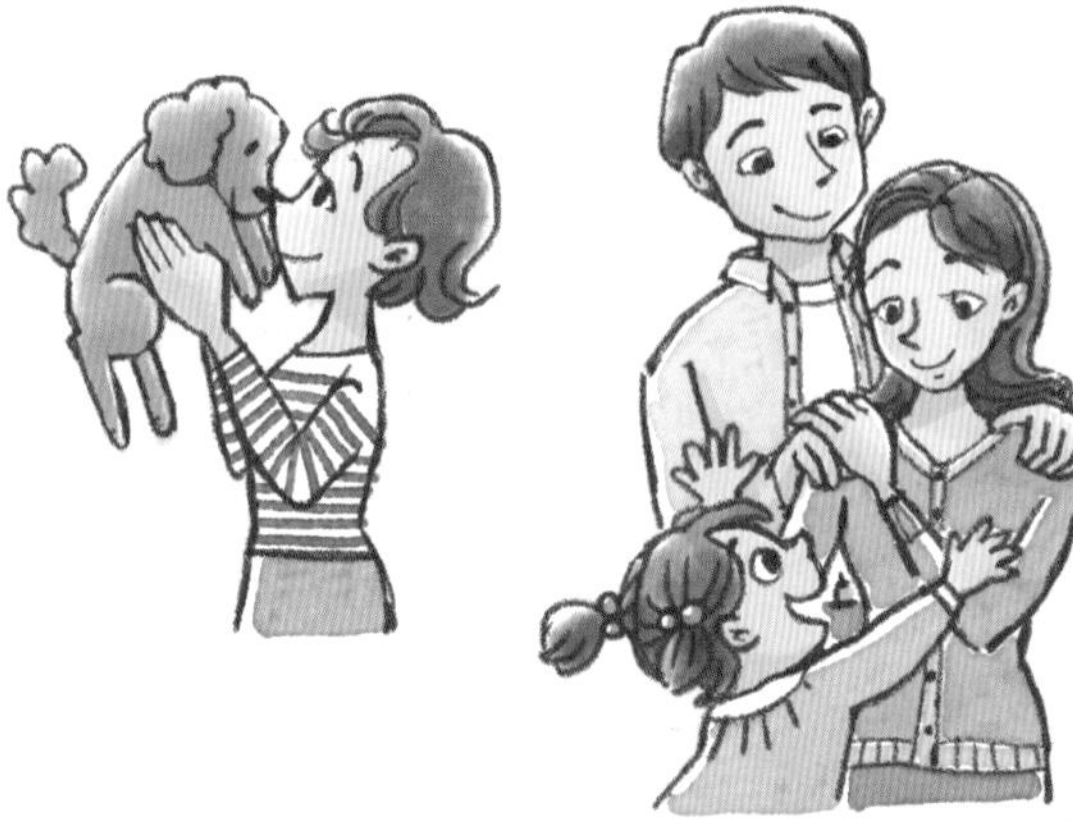

図6 オキシトシンの効果

- 抗ストレス作用：不安を和らげストレスへの抵抗性を高める
- 社会的行動への働き：家族、友人など近い他者との関係性を良くする
- 成長を促す、免疫を強める、痛みを軽くする

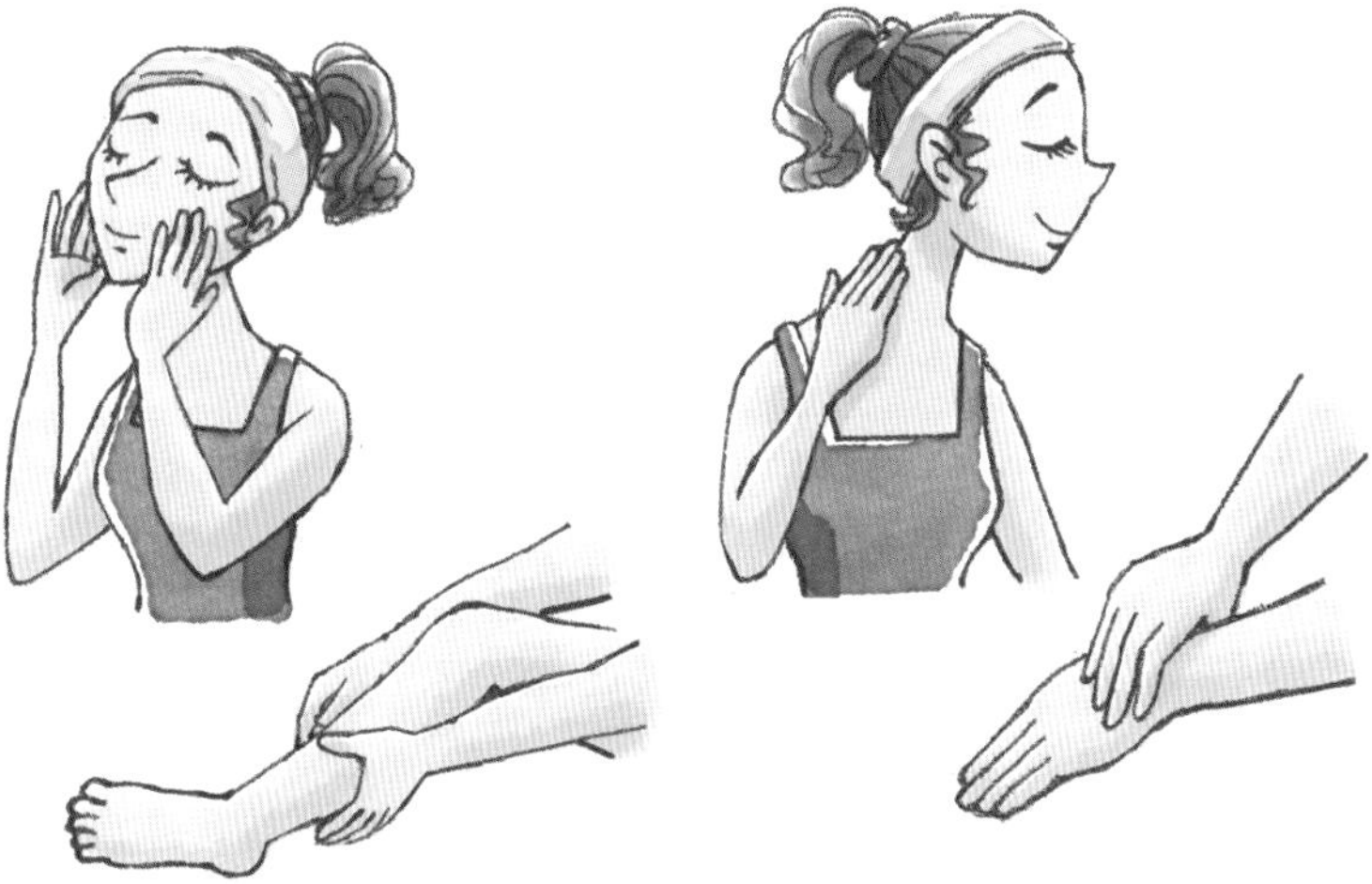

図7 セルフマッサージでオキシトシンを分泌

自分の肌にゆっくりと手で触れて心を整えていきましょう。

環境にもよりますが、触れる側、触れられる側にオキシトシンが増えます。他人のケアをすることで喜びを感じ、またケアされた側にも喜びと安心感が得られ良い人間関係を促せます。手をつなぐ、ハグをする、マッサージをするといった皮膚を介したスキンシップを日々きちんとすることがオキシトシン分泌に効果的です。

近しい人に丁寧に関わり、ストレス耐性を高めていきましょう。

他人からのマッサージの他に自分でマッサージを行うこともオキシトシン分泌に働きかけます。ここでは手軽にできるオキシトシンを意識したセルフマッサージをお伝えします（図7）。スクワランやオリーブオイルに好きな香りのアロマ精油を加えて行うのも一法。

●セルフマッサージのポイント

①速さは、およそ1秒で5センチ程度

②強さは、優しくなでる程度

意識すると難しく感じるかもしれませんが、やさしくマッサージする時、泣いている赤ちゃんの背中をさすってなだめる時、友達を慰める時など相手を気持ち良くさせたい時は皮膚表面を軽くこすり、１秒で5センチ程度の速さでなでています。早すぎると交感神経が高まり覚醒し緊張します。やや軽く圧をかけるとリラックス効果が高まることが示されています。

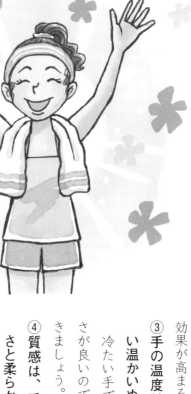

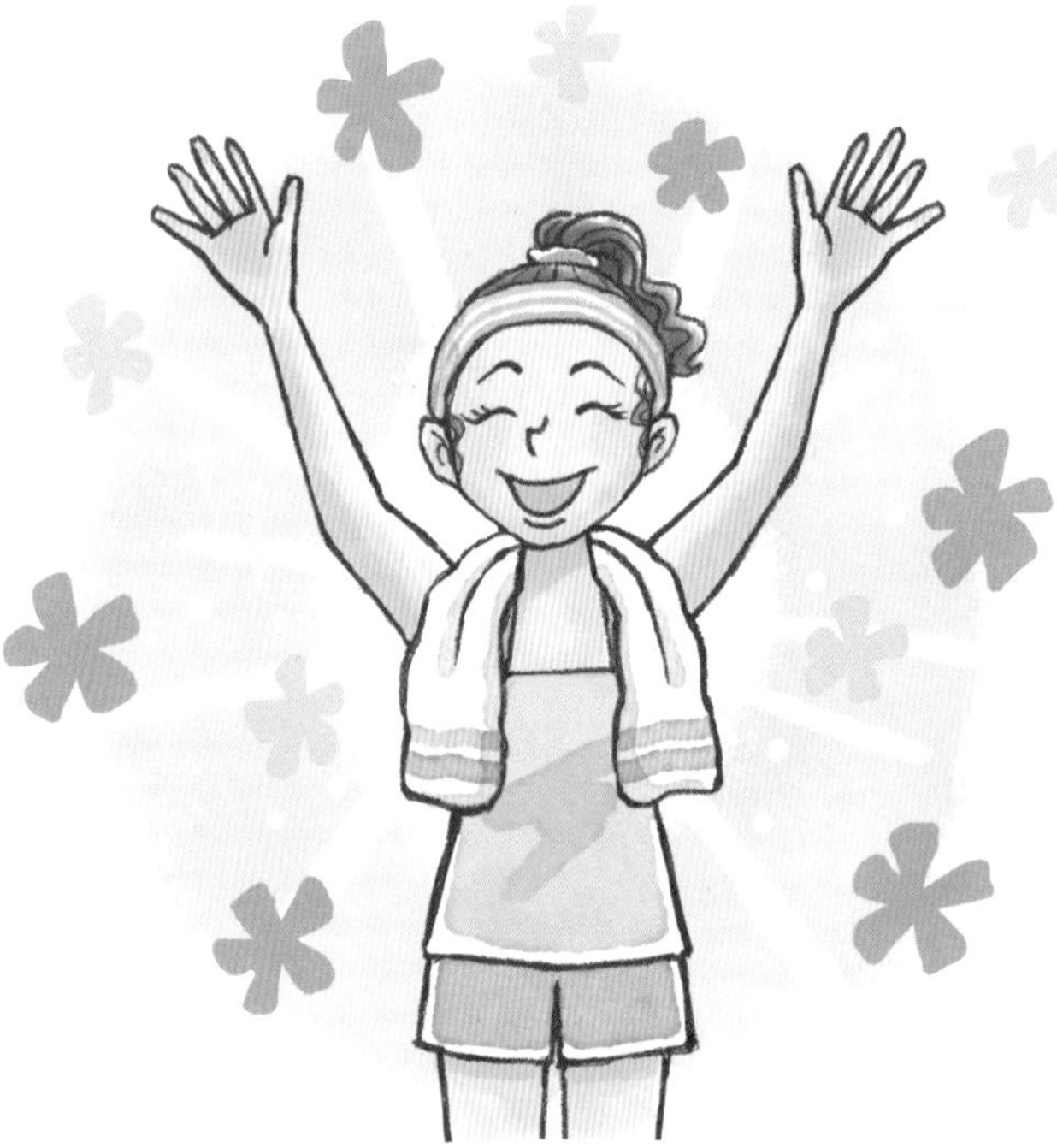

③手の温度は、体の深部体温37度に近い温かいぬくもり

冷たい手ではなく、人肌くらいの温かさが良いので、寒い季節は手を温めておきましょう。

④質感は、手のひらや指先のなめらかさと柔らかさが大切

ざらざら感や固い質感は好ましくありません。

⑤場所は、腕や足、顔や首、肩など

特に顔と腕は心地良さを感じやすい場所です。

おわりに

生物はこれまでに水中から陸へと生活の場を変え、その進化の中で体を乾燥や紫外線、外界の異物から守る術を身に着けてきました。

それでも世界中で敏感肌が問題になっているのは、まだまだ皮膚は環境に合わせて変わっていくことを求められているのかもしれません。

新型コロナウイルス感染、地球温暖化、気候変動などの社会問題が地球規模でみられ、私たちをとり巻く環境は変化し続け社会はますます複雑になってきています。

体と外界の境界にある肌は、変化する地球環境にどう対応していけるのでしょうか。


人生80年と言われていたのに、今や100年生きる時代になってきました。

それは喜ばしいことだけれど100年キープできる肌はどんな肌なのでしょう?

肌の状態は、目で触れることができ、人の気持ちや行動にも少なからず変化を与えます。顔ににきびができると人と会うのが億劫になる、手足にかゆい赤い湿疹があると湿疹を覆うような洋服を身に着けたくなるなど趣味や仕事、人間関係などの社会行動に影響を及ぼし、自分の評価や生活の質QOLにも関連します。

だからこそ、その反対にスキンケアを丁寧に行うことで、気持ちや行動に働きかけることもできます。肌のケアがこころのケアにつながることになります。

世の中にスキンケア情報は山ほどあるけれど、情報があればあるほど、自分でものを考えなくなるという落とし穴に、すっぽり入り込んでいませんか。

本書では、皮膚科学、栄養学、精神医学などのサイエンスの知識に沿ったスキンケア方法に、私の経験と少量の好みをブレンドした内容をご紹介しました。

ときには自分の肌に手で触れてみて、体の外と内から肌が求めているものに気づいてみましょう。本書があなたの迷いの落とし穴から抜け出せるきっかけの一つになれば幸いです。

最後に、今回の出版に際して、ライフサイエンス出版の毛利公子さんに多大なご尽力をいただきました。この場をお借りして、心から御礼を申し上げます。

二〇二〇年一〇月　橋本加代子

お肌の教科書
シンプルケアで健康肌を手に入れる

2020年11月16日 初版発行

著者　橋本 加代子

発行人　須永 光美
発行所　ライフサイエンス出版株式会社
105-0014　東京都港区芝 3-5-2
TEL.03-6275-1522（代表）
FAX.03-6275-1527
http://www.lifescience.co.jp/

イラスト　バン チハル
デザイン　伊藤デザイン室
編集　毛利 公子

印刷　三報社印刷株式会社

Printed in Japan
ISBN 978-4-89775-419-2 C0047
©ライフサイエンス出版 2020

JCOPY 〈(社)出版者著作権管理機構　委託出版物〉
本書の無断複写は著作権法上での例外を除き禁じられています。
複写される場合は、そのつど事前に(社)出版者著作権管理機構
(電話 03-5244-5088、FAX03-5244-5089、
e-mail:info@jcopy.or.jp) の許諾を得てください。

乱丁本、落丁本は購入書店明記の上、小社までお送りください。
送料は小社負担にて、お取り替えいたします。